기억회상 색칠하기 ❶

치매예방 옛이야기 색칠하기

나윤채, 장일상, 한광일 엮음

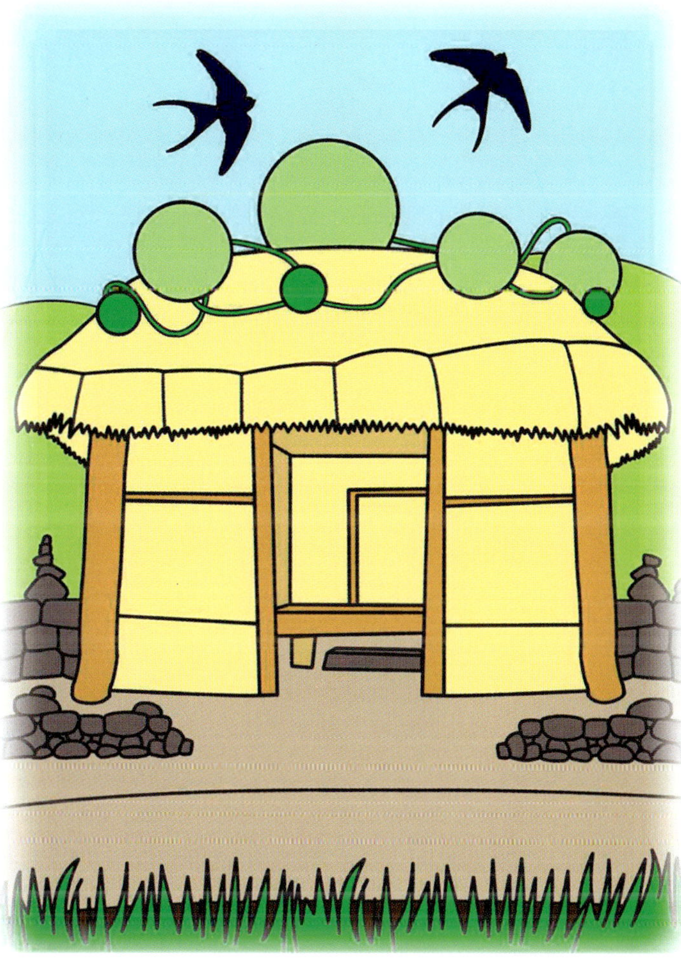

KFLA Korea Federation of Local Long term Care for Senior citizens' Association
한국장기요양기관지역협회연합

◎ **저자소개**

나윤채 한국장기요양기관지역협회연합 회장
고양시노인장기요양기관협회 회장
일산요양보호사교육원 대표
지극정성요양원 대표

장일상 행복나눔연구소 대표
행복안전교육원 원장
(사) 한국여성소비자연합 청주지부장
이혈건강교육협회장

한광일 한국레크리에이션협회 회장
(사) 국제웃음치료협회 회장
한국열린사이버대학교 석좌교수

기억회상 색칠하기 ❶

치매예방 옛이야기 색칠하기

2023년 4월 15일 1판 1쇄 인쇄
2023년 4월 20일 1판 1쇄 발행

엮은이 나윤채, 장일상, 한광일
펴낸이 조재성
그 림 최윤정, 조가현
펴낸곳 서현사

등 록 2002년 8월 14일 제 03-01392호
주 소 경기도 고양시 일산동구 중앙로 1055번지 레이크하임 206호
전 화 031-919-6643
팩 스 031-912-6643

ISBN 979-11-88986-51-4 94510
979-11-88986-50-7(세트)

정가 30000원

목차

프로그램 사용방법

본문의 그림들은 우리나라와 외국의 전래동화 등을 기본 내용으로 하고 그 중에서 중요한 장면을 그림으로 나타낸 것입니다. 그림만으로는 내용을 알기 어려운 부분이 있어 간단한 제목과 설명이 표기되어 있습니다. 활동가님이 미리 동화 내용을 숙지하시고 어르신들이 그림에 색칠할 때 이야기를 전달하면 재미있게 색을 칠할 수 있습니다.

인터넷이나 유튜브를 통해 이야기를 들려주시는 것도 좋은 방법이 될 것입니다.

이야기들은 어르신들이 과거의 기억을 회상하는 데 중점을 둔 것이기 때문에 이야기의 줄거리를 질문하며 대답을 유도하는 것을 권합니다.

이야기의 그림은 2~3개의 색칠하기로 구성되어 있는데 모자이크 꾸미기로 사용하여도 좋습니다. 색칠을 하면 손동작과 뇌 활동으로 치매를 예방하고 정서적인 안정을 가져옵니다. 색칠하기 방법은 정해진 규칙은 없습니다. 색칠이 된 그림을 따라서 칠하셔도 되고 본인이 생각하는 색으로 칠하면 됩니다.

그림 중에는 모자이크 꾸미기로도 사용할 수 있게 조금 단순한 것이 있습니다. 색종이를 찢어 하나하나 붙여가면서 정교함과 성취감을 느낄 수 있습니다.

색종이를 잘게 찢으면서 손가락의 소근육을 향상시키고, 정교하게 붙여 나가면서 집중력을 키울 수 있습니다. 주위에서 쉽게 구할 수 있는 신문이나 광고지 등도 좋은 재료가 될 수 있습니다. 빈 여백에는 그림을 그려도 됩니다.

그림은 이야기 내용에 맞춘 것에 약간의 상상력을 추가하여 그린 것입니다.

그림에 색을 칠하는 동안 어르신들께 재미있게 생각을 덧붙여보도록 하세요.

이야기를 하기 위해서 생각을 하고, 좋은 말로 설명하기 위해 뇌 활동을 많이 하게 됩니다.

상대방이 듣기 좋게 존칭어를 사용하는 것은 뇌 활동이 많이 필요합니다. 그러므로 치매예방과 이미 치매 진단을 받았더라도 빠른 진행을 막는 데 도움이 될 것입니다.

그림에 색을 칠하는 동안 그림에 대한 이야기와 색을 선정한 이유들을 가능하면 존칭을 사용하며 말할 수 있도록 유도해 보십시오.

엮은이 나윤채

1 음식바구니

언제나 빨간 모자를 쓰고 있기 때문에 '빨간 모자'라고 불리는 어린 소녀가 아픈 할머니께 음식을 가져다드리러 가던 중 늑대를 만나는 이야기입니다. 할머니께 드릴 음식바구니에는 사과와 와인이 들어 있습니다. 바구니 속에 또 어떤 음식이 들어 있을까요?

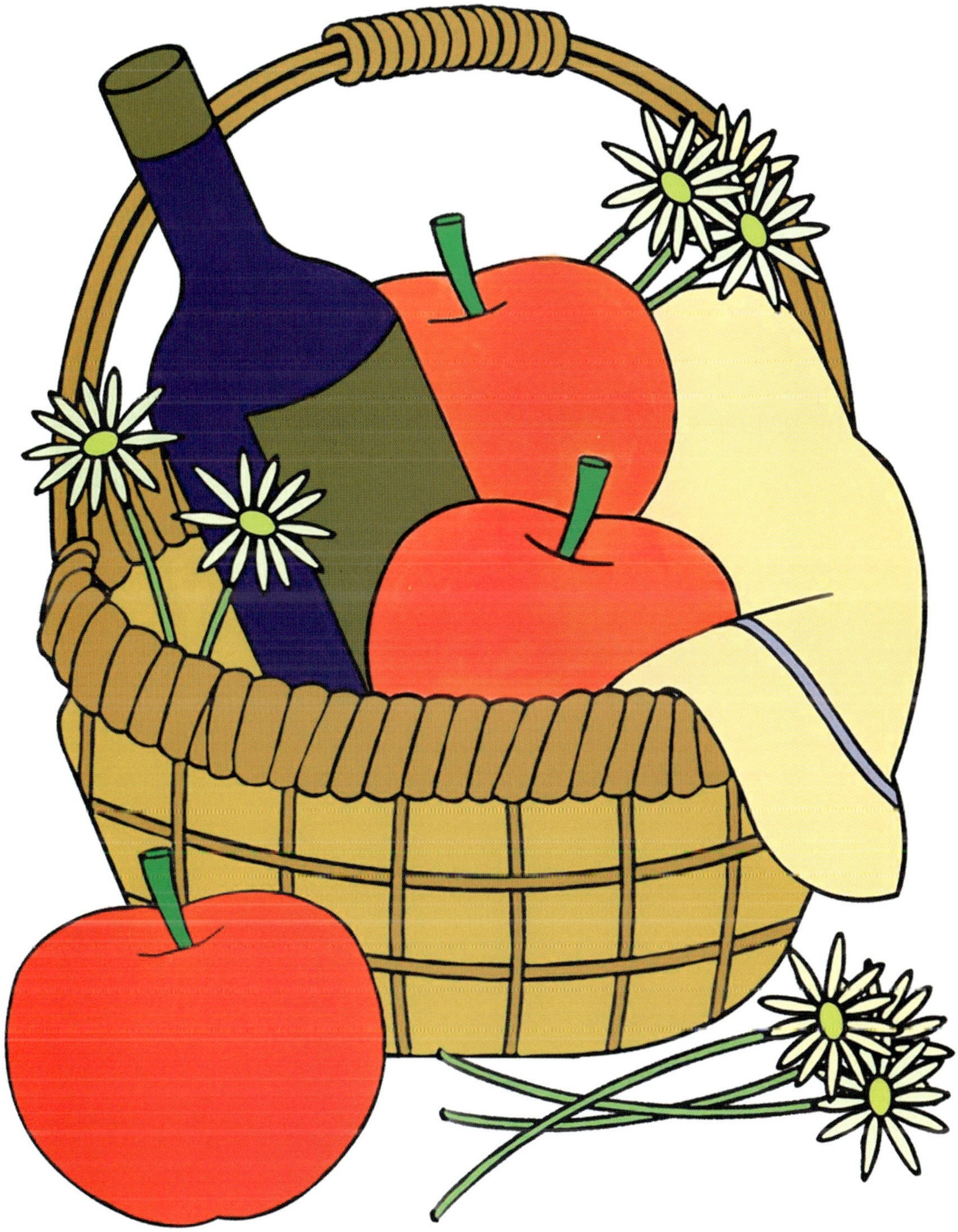

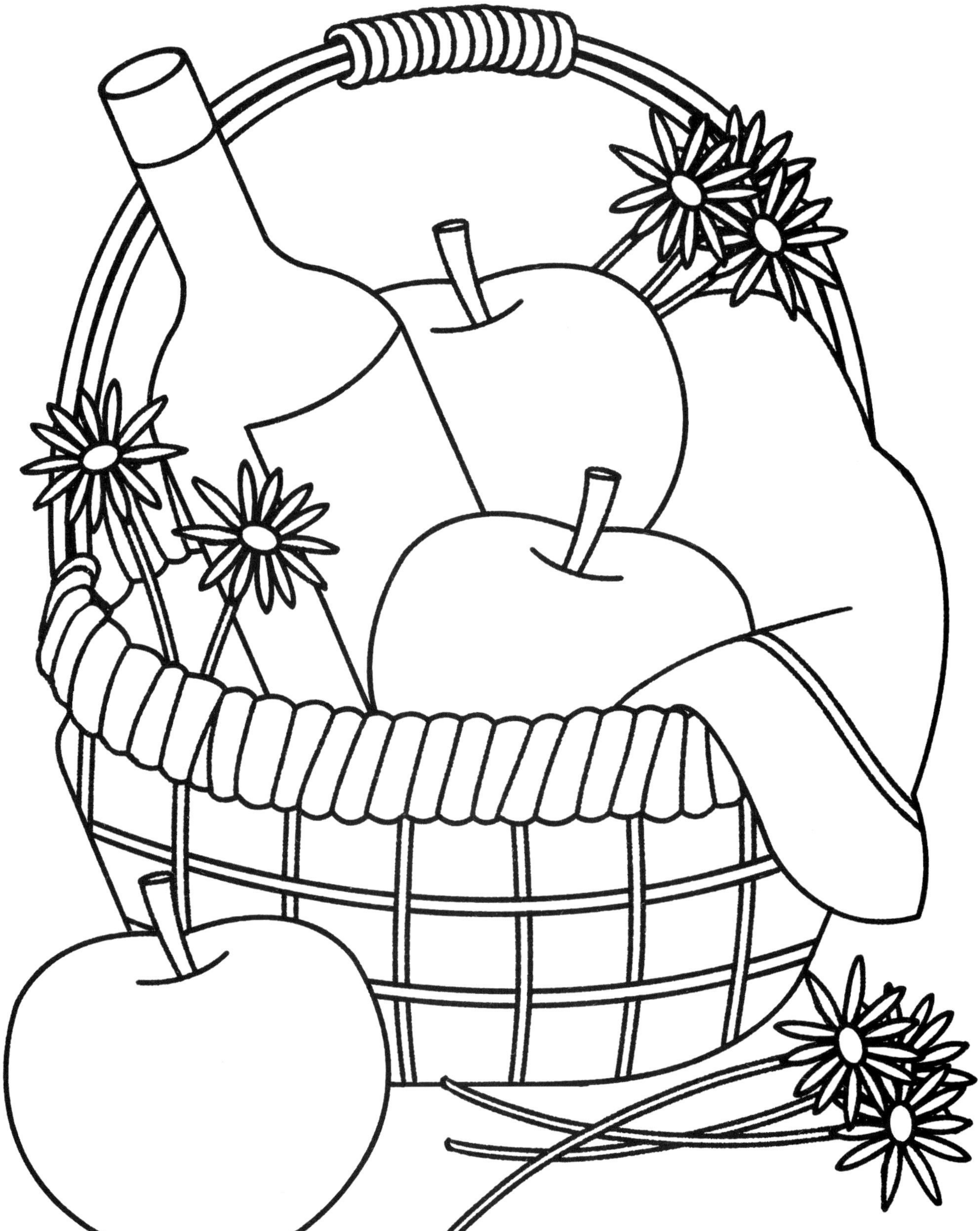

2

꽃다발

빨간 모자가 할머니께 음식바구니와 함께 꽃다발을 선물했습니다. 예쁜 꽃들이 많이 포장되어 있습니다.

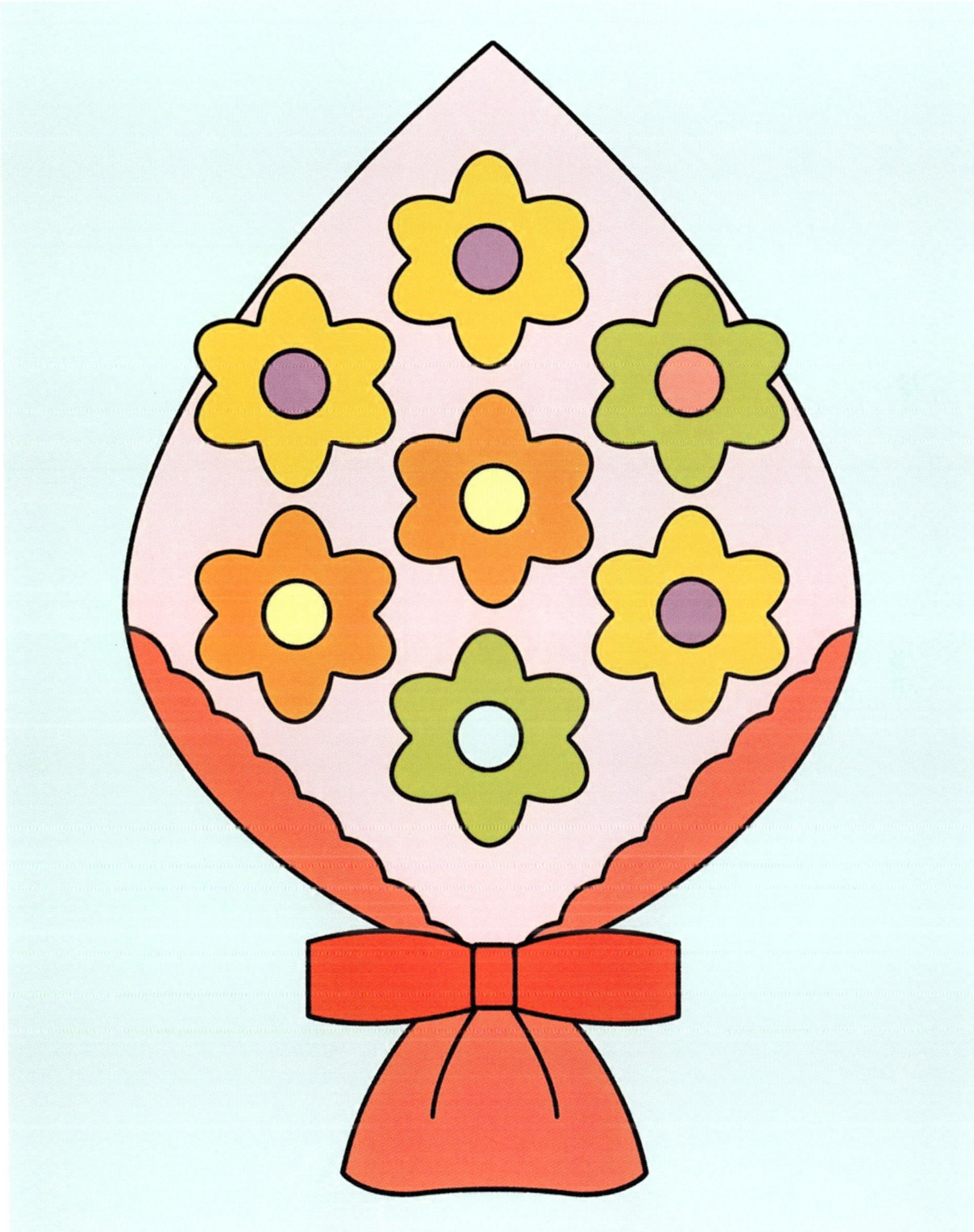

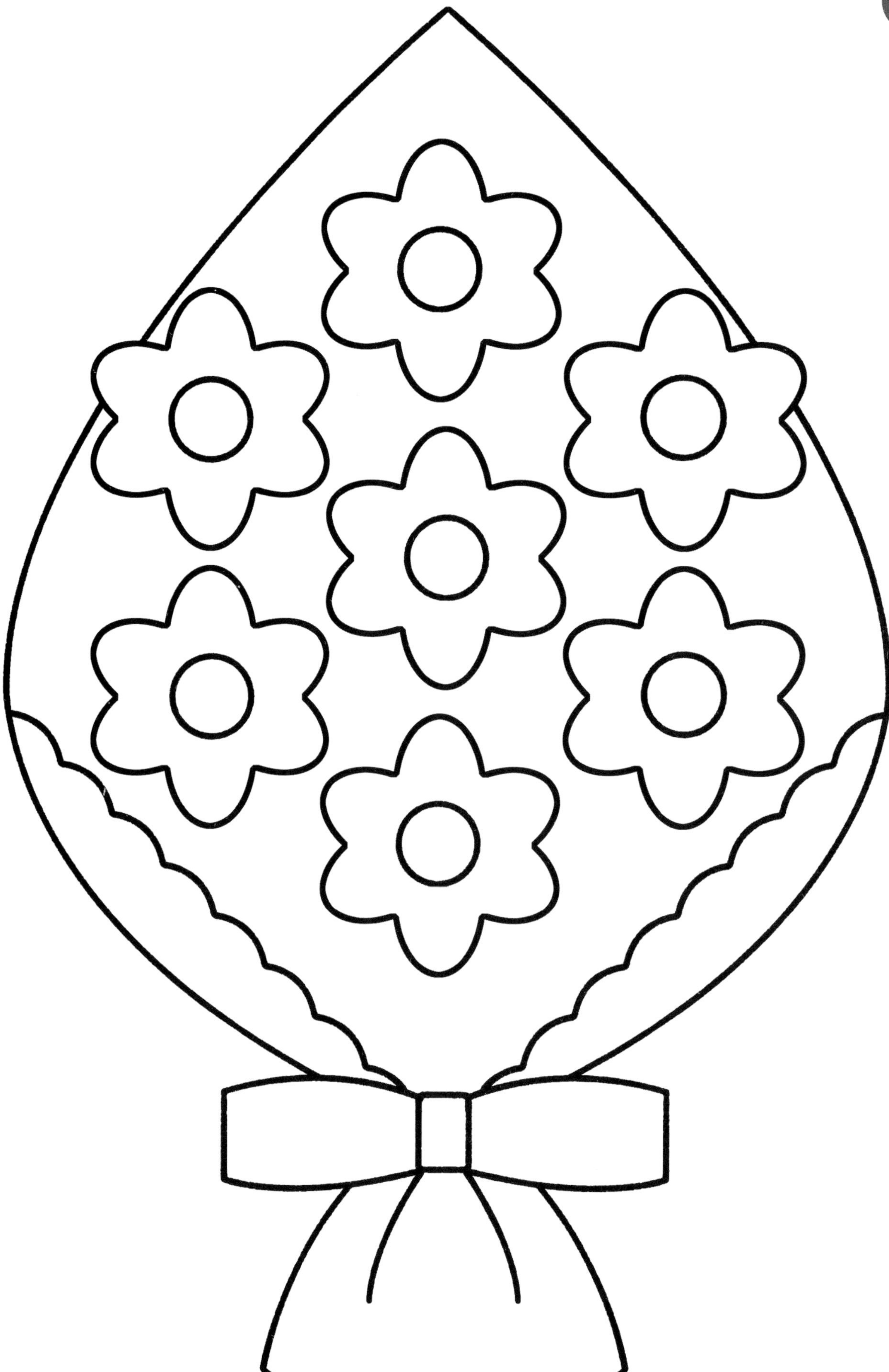

3 유리 구두

무도회에 갈 수 없는 신데렐라를 위해 요정이 나타나 마술지팡이로 예쁜 옷과 유리 구두를 선물했습니다. 신데렐라는 호박으로 만든 마차를 타고 무도회에 갔습니다.

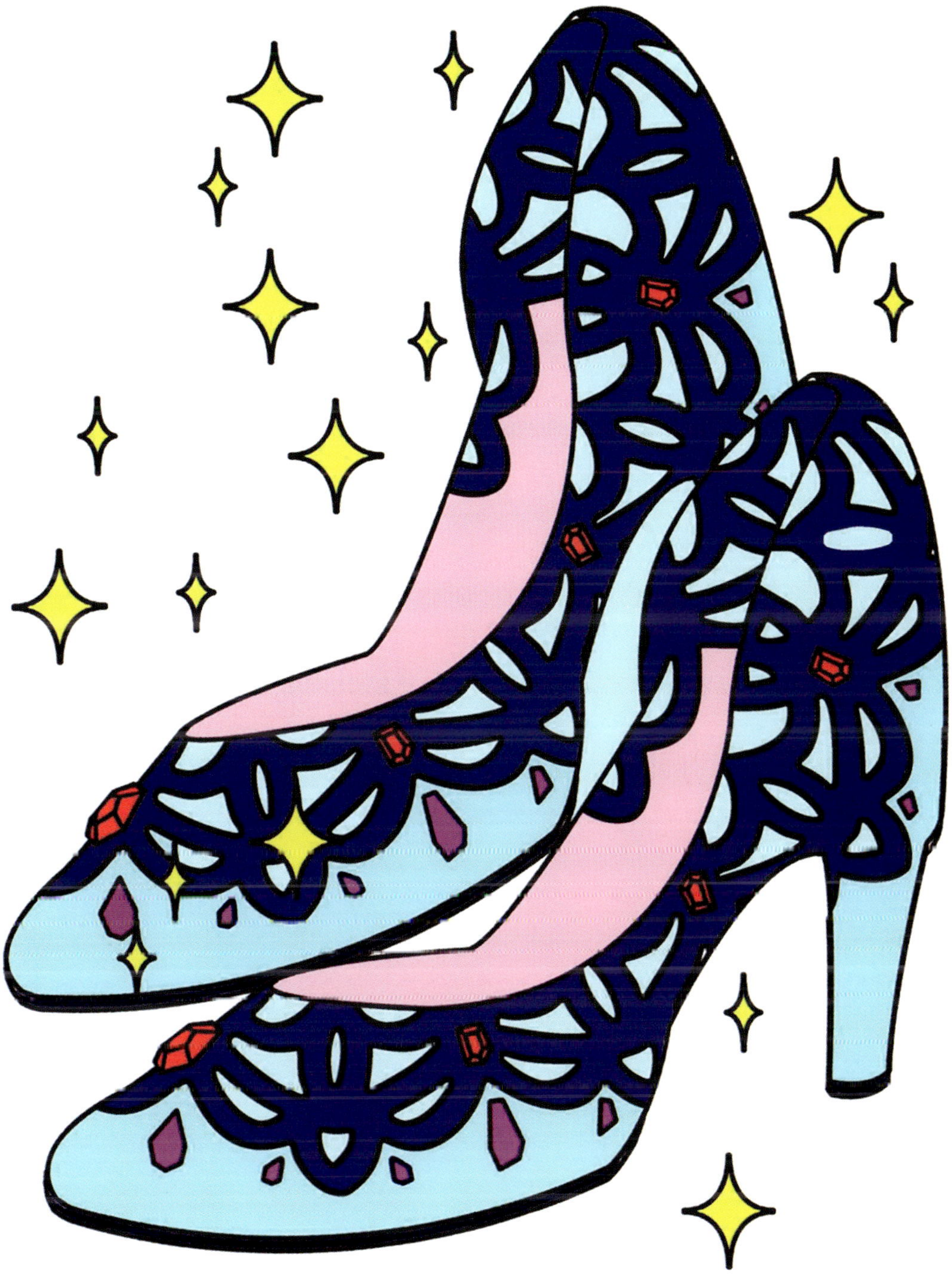

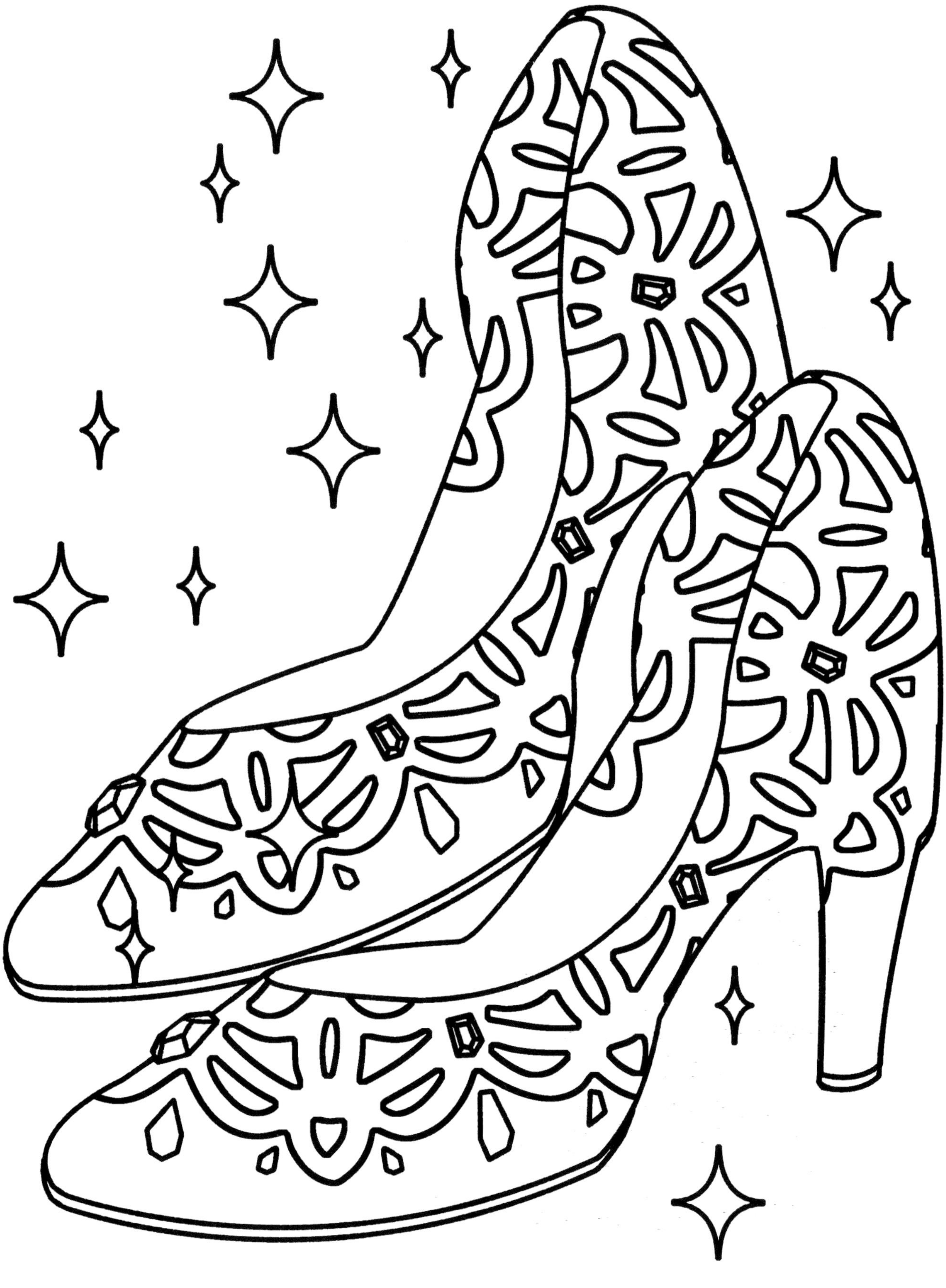

4

예쁜 신데렐라

요정이 신데렐라를 예쁘게 변신시키고 있습니다. 예쁘게 색칠해서 신데렐라를 꾸며보세요.

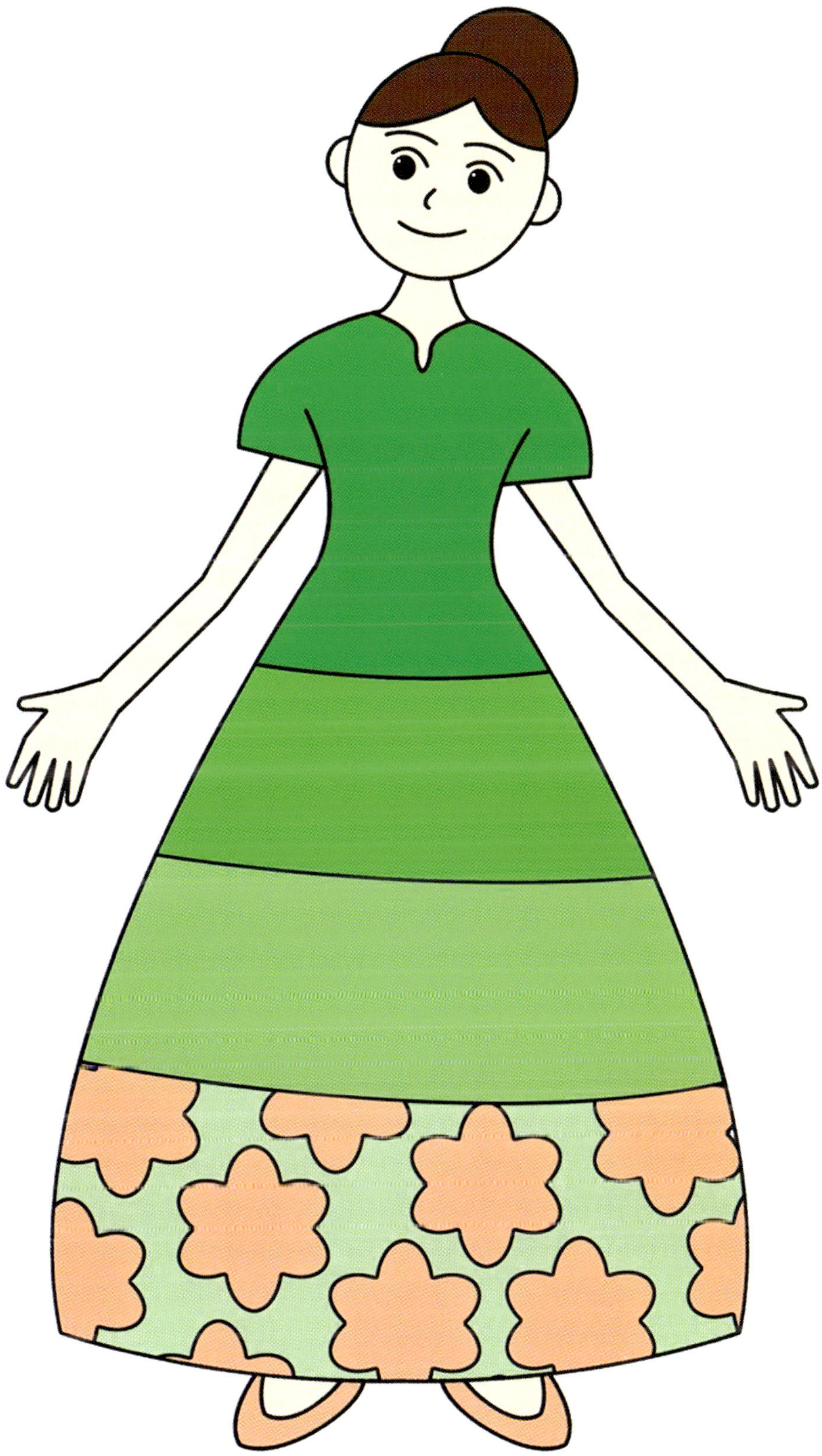

4

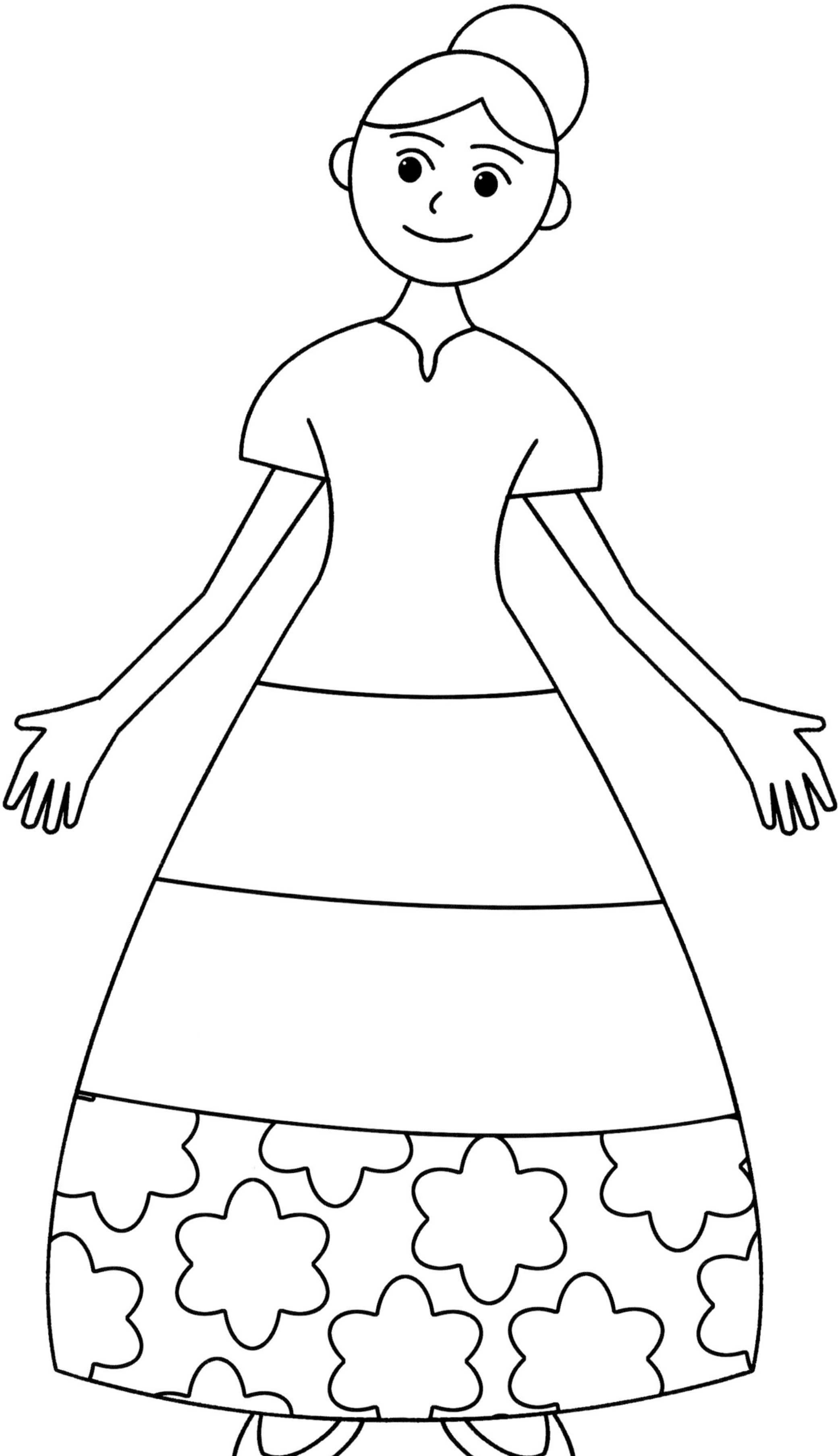

5

선녀의 옷

하늘에서 내려온 선녀가 연못에서 목욕을 하고 있습니다. 나무꾼은 노루의 도움으로 선녀의 옷을 숨겨서 선녀는 하늘로 돌아가지 못하고 나무꾼의 아내가 됩니다.

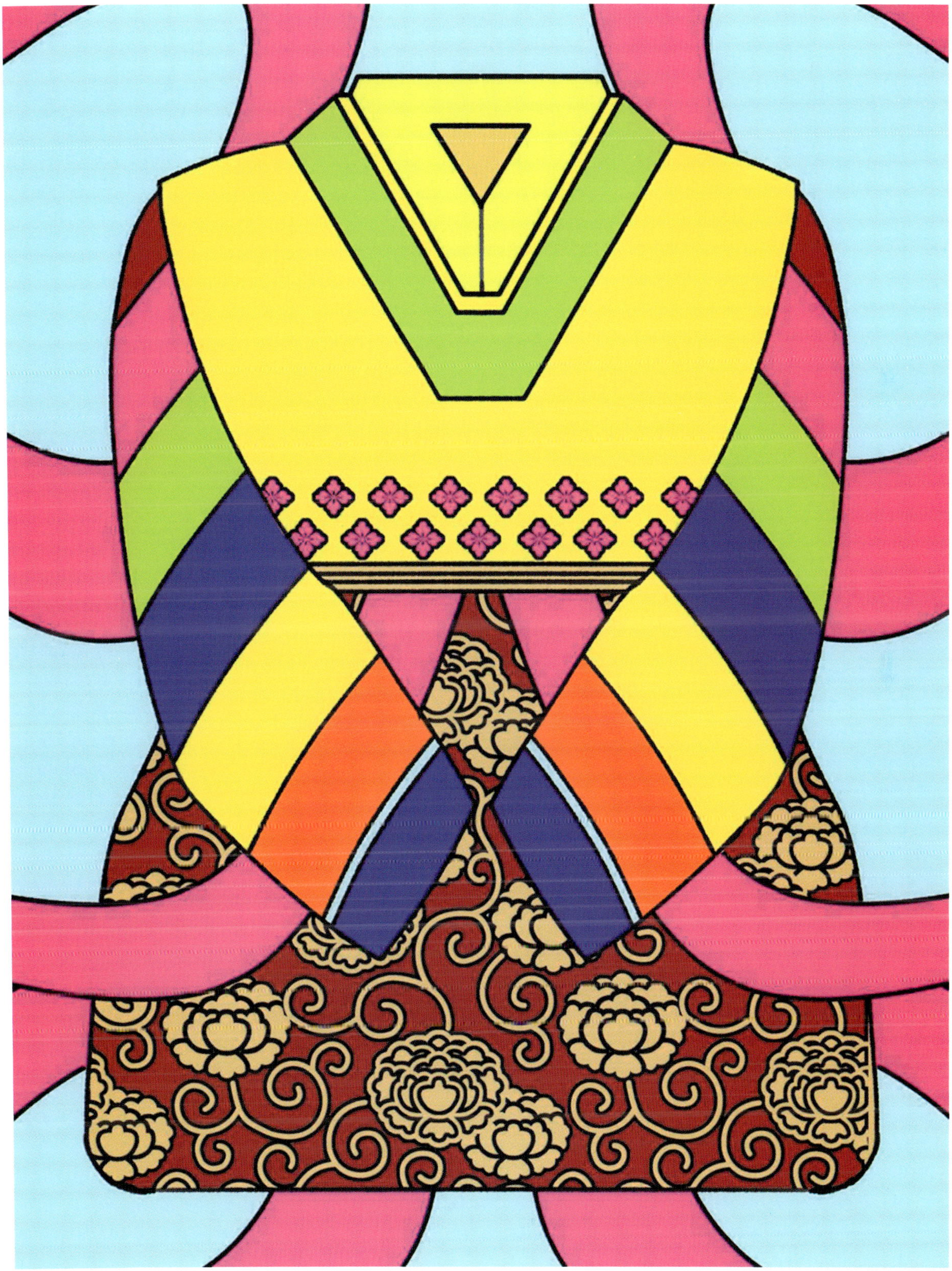

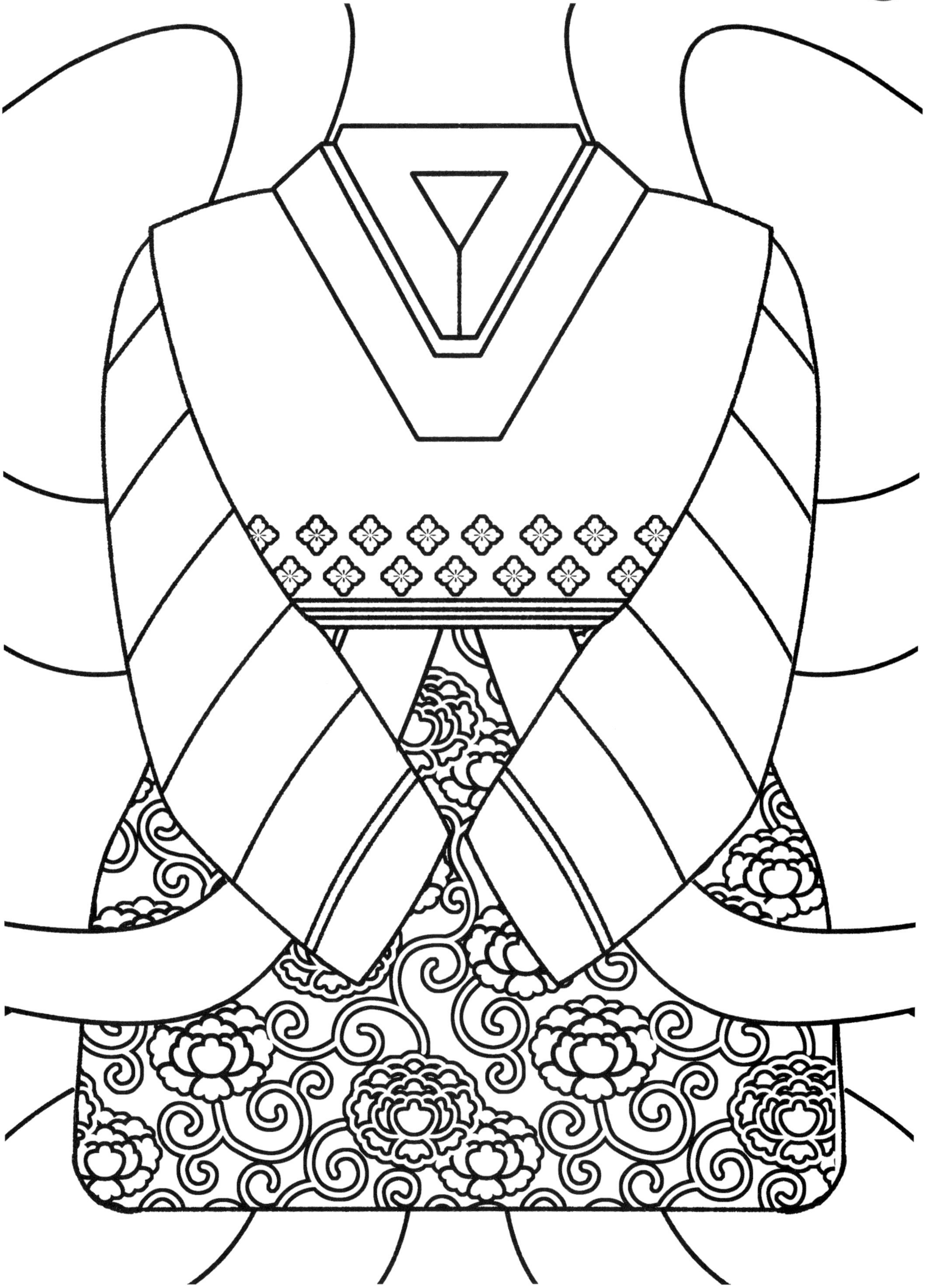

6

선녀의 연못

선녀가 목욕하는 깊은 산속 연못입니다. 두 줄기 큰 폭포가 쏟아지고 숲이 우거져 사람이 올 수 없는 연못입니다. 노루가 은혜를 갚기 위해 나무꾼에게 알려줍니다.

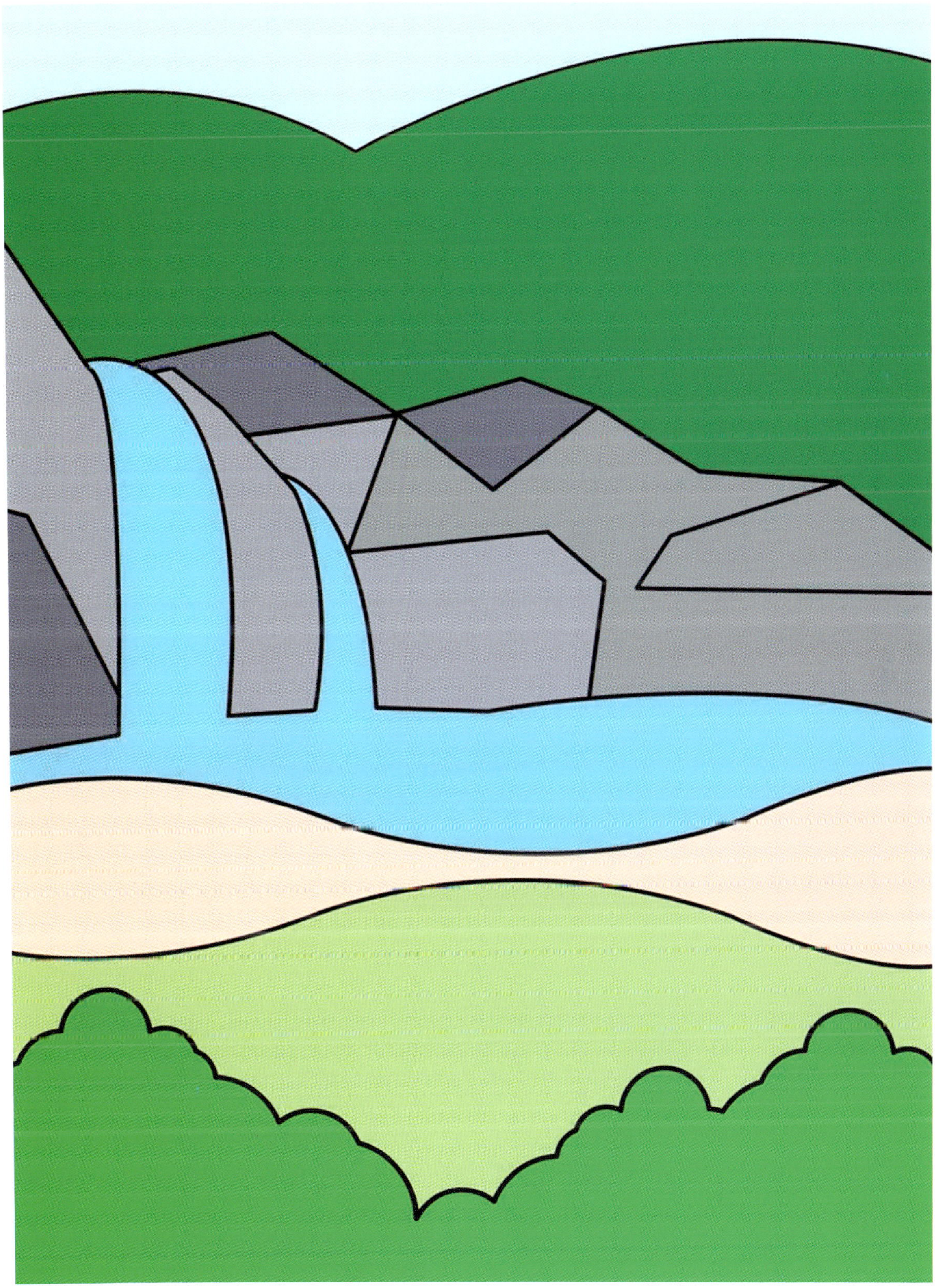

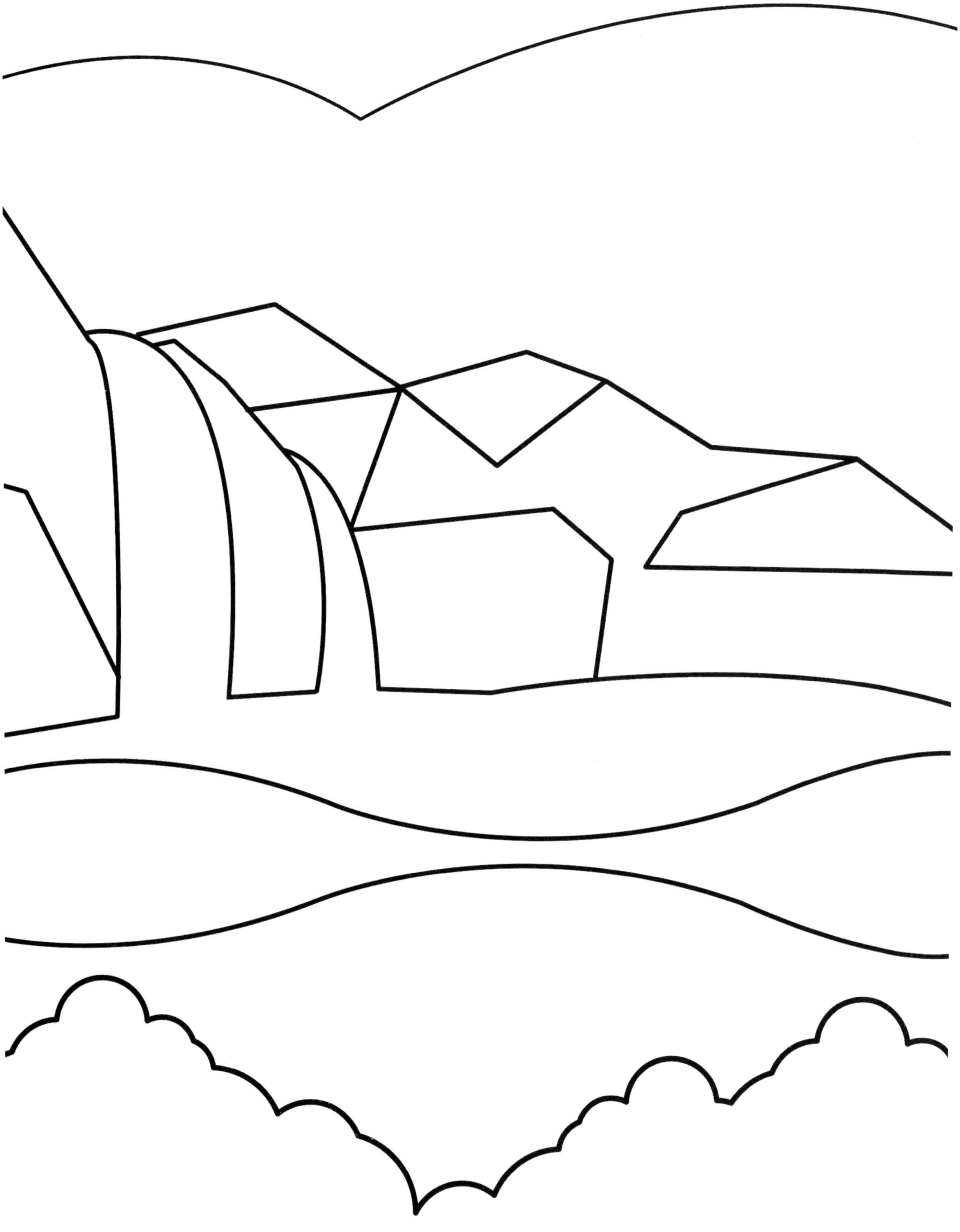

7

육지로 가는 거북이

거북이가 토끼의 간을 구하기 위해 바다에서 육지를 향해 열심히 헤엄쳐 가고 있습니다. 거북이가 토끼의 간을 구해 올 수 있을까요?

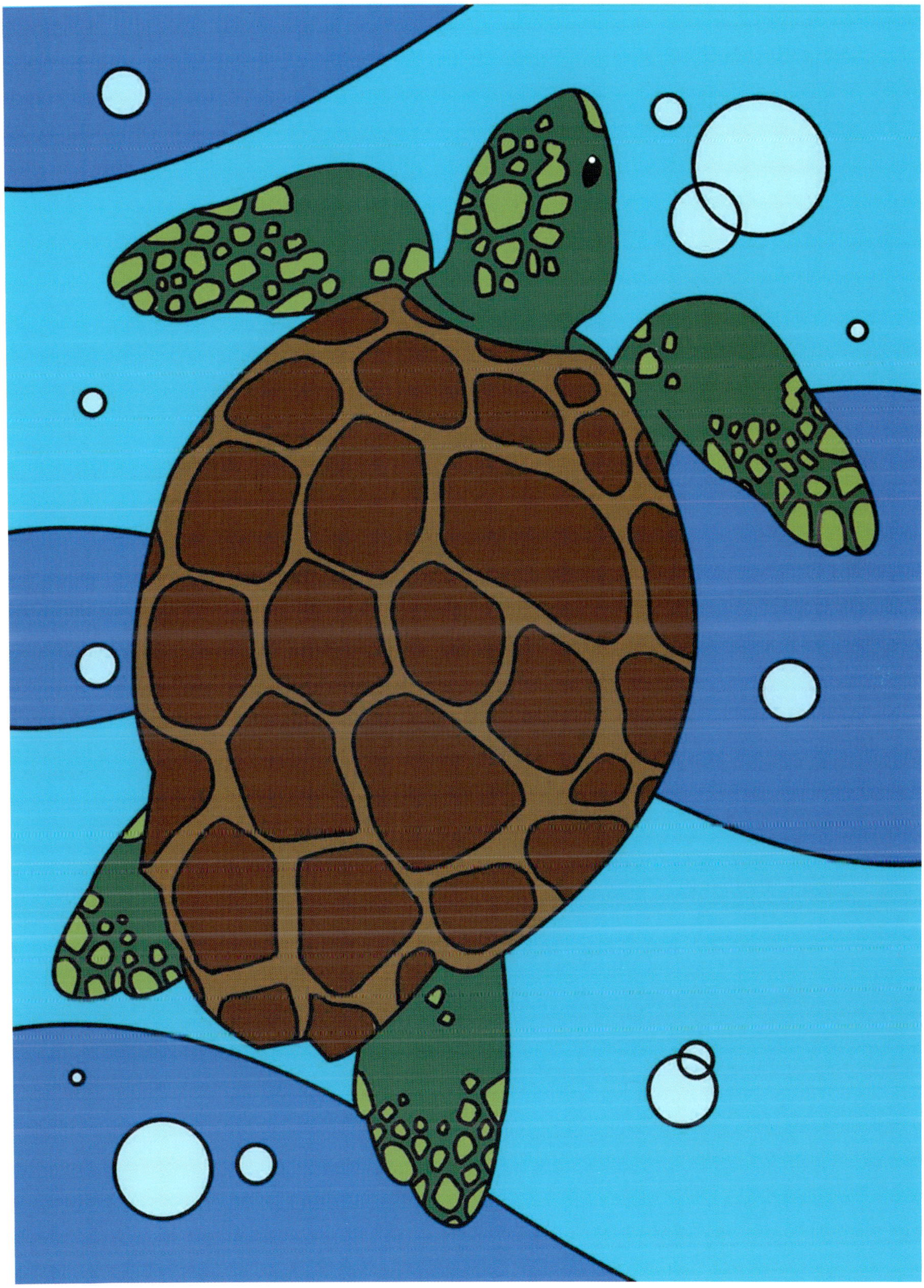

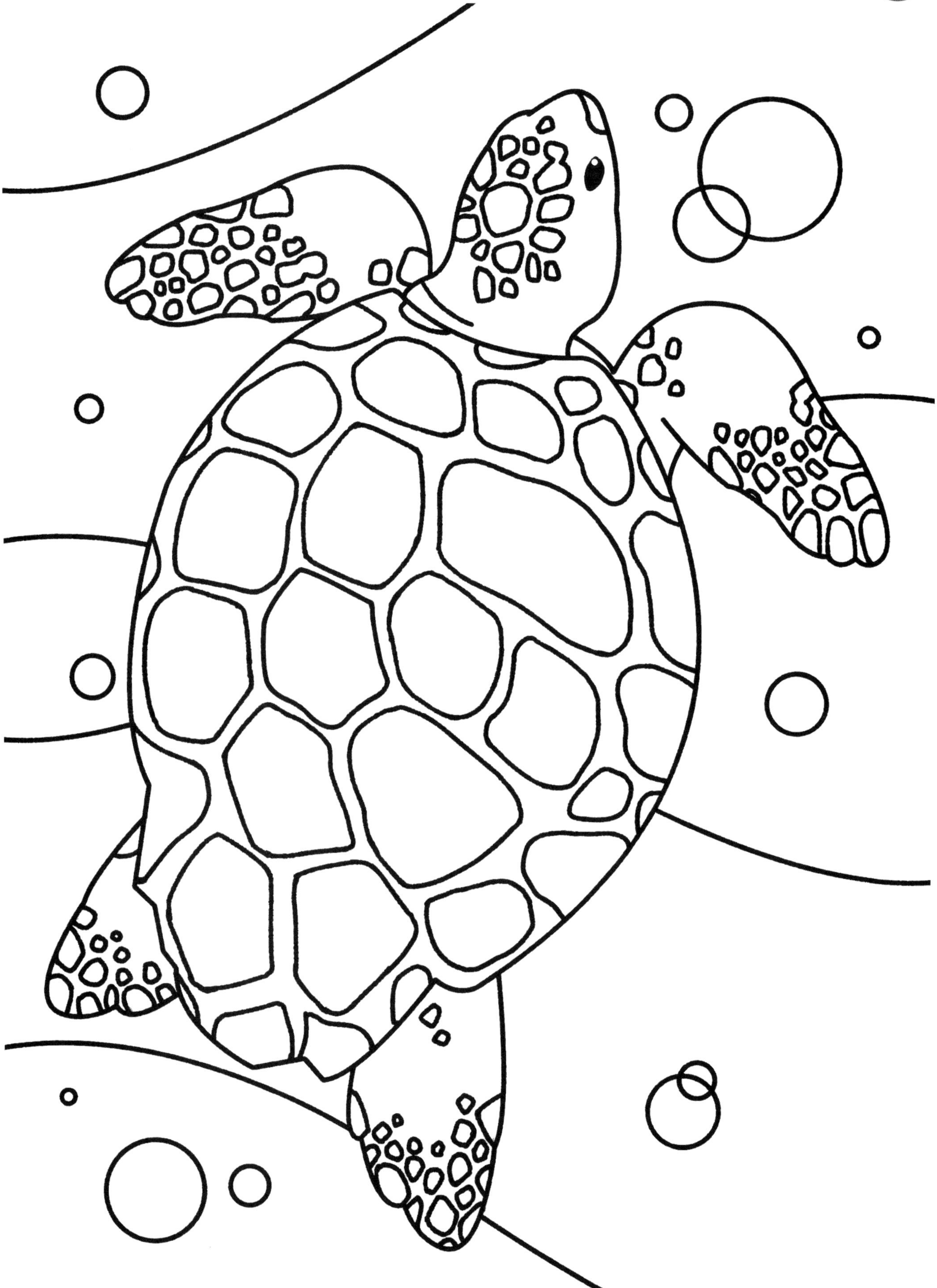

8 토끼의 하루

거북이를 만나기 전 토끼는 친구들과 한가롭게 놀고 있었습니다. 이런 모습을 거북이가 멀리서 지켜보고 있을 겁니다.

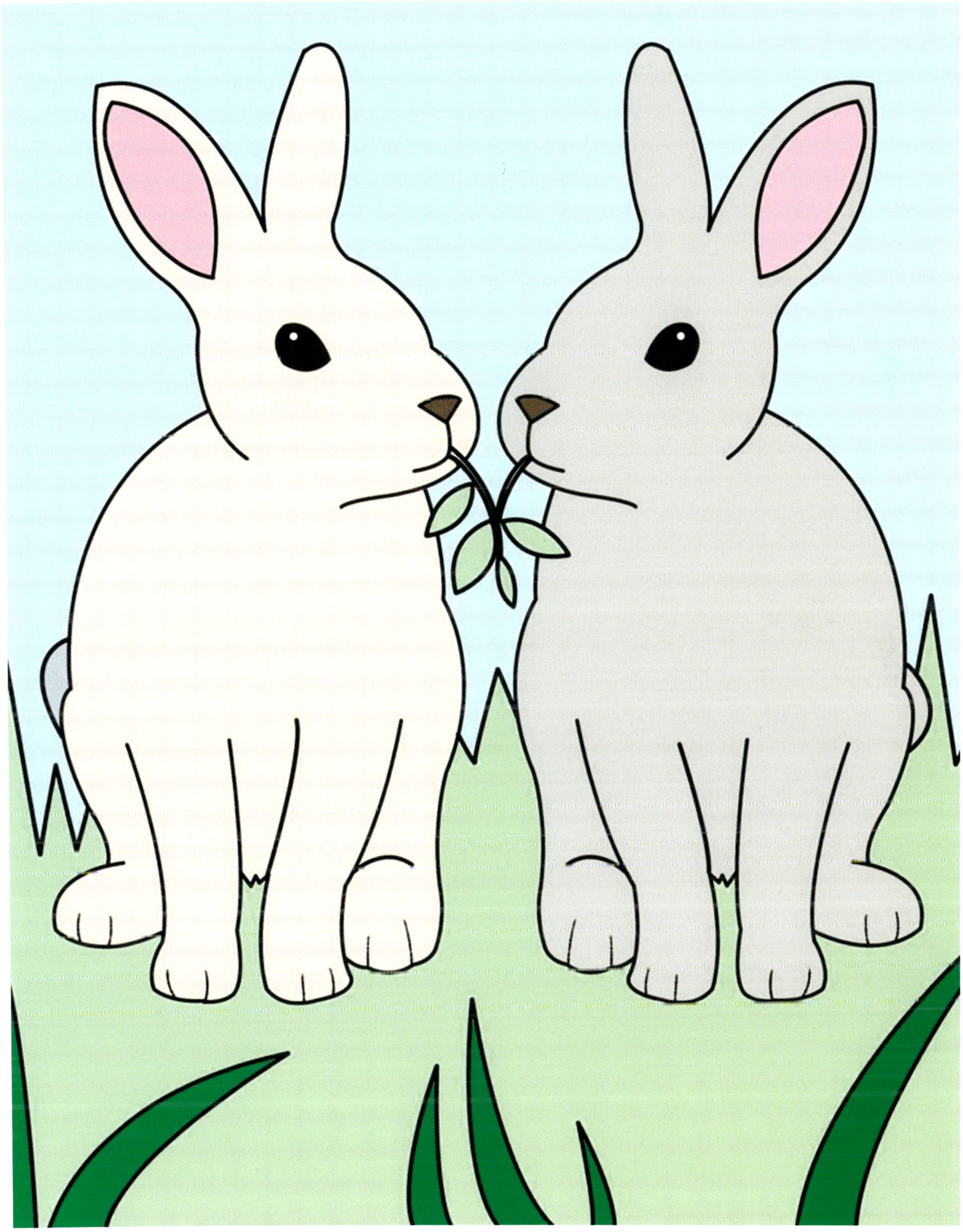

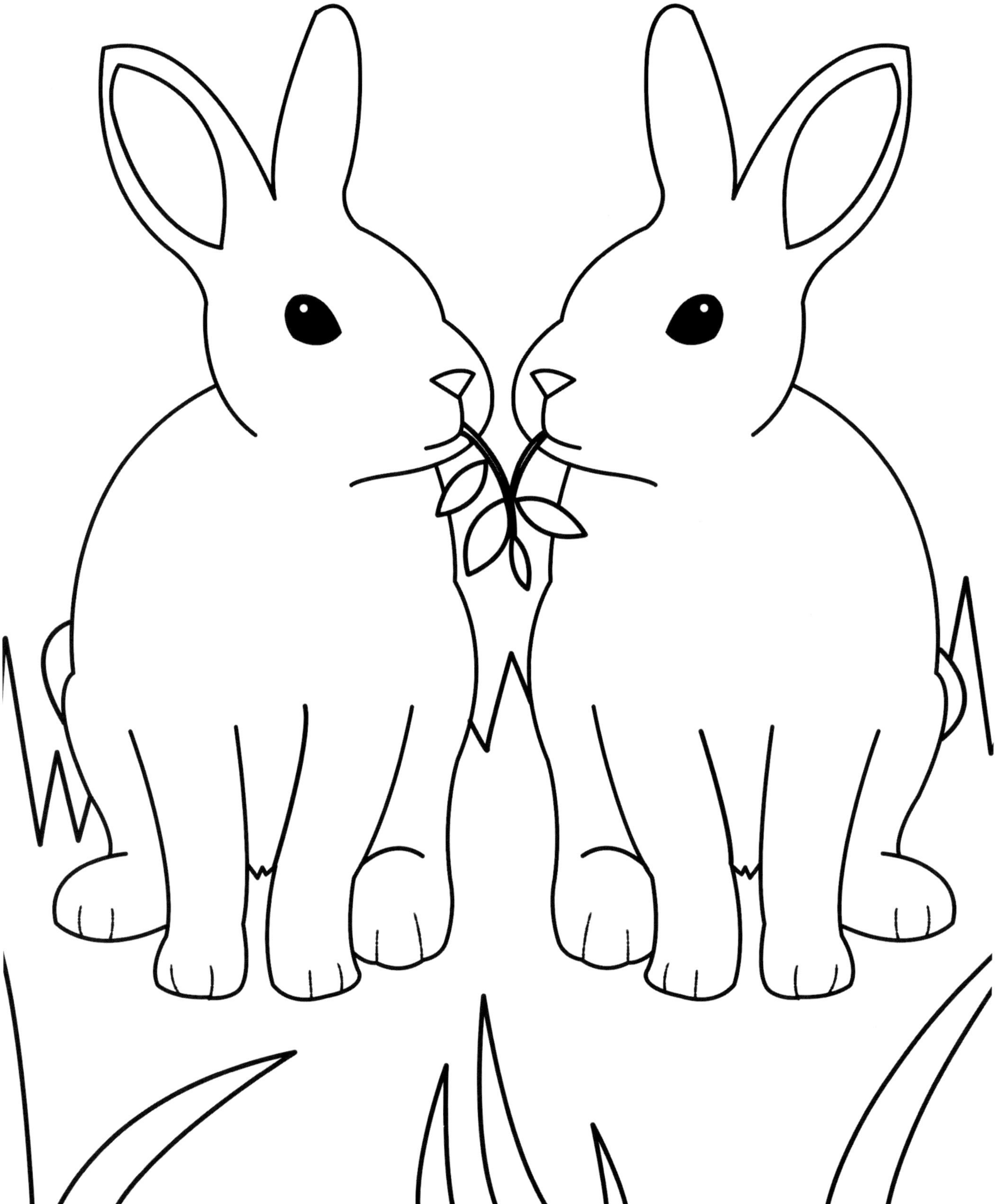

9 과자의 집

계모에게 버려진 헨젤과 그레텔은 숲속에서 길을 잃고 헤매다 마녀의 집으로 들어갑니다. 마녀의 집은 온갖 과자로 만들어져 있습니다.

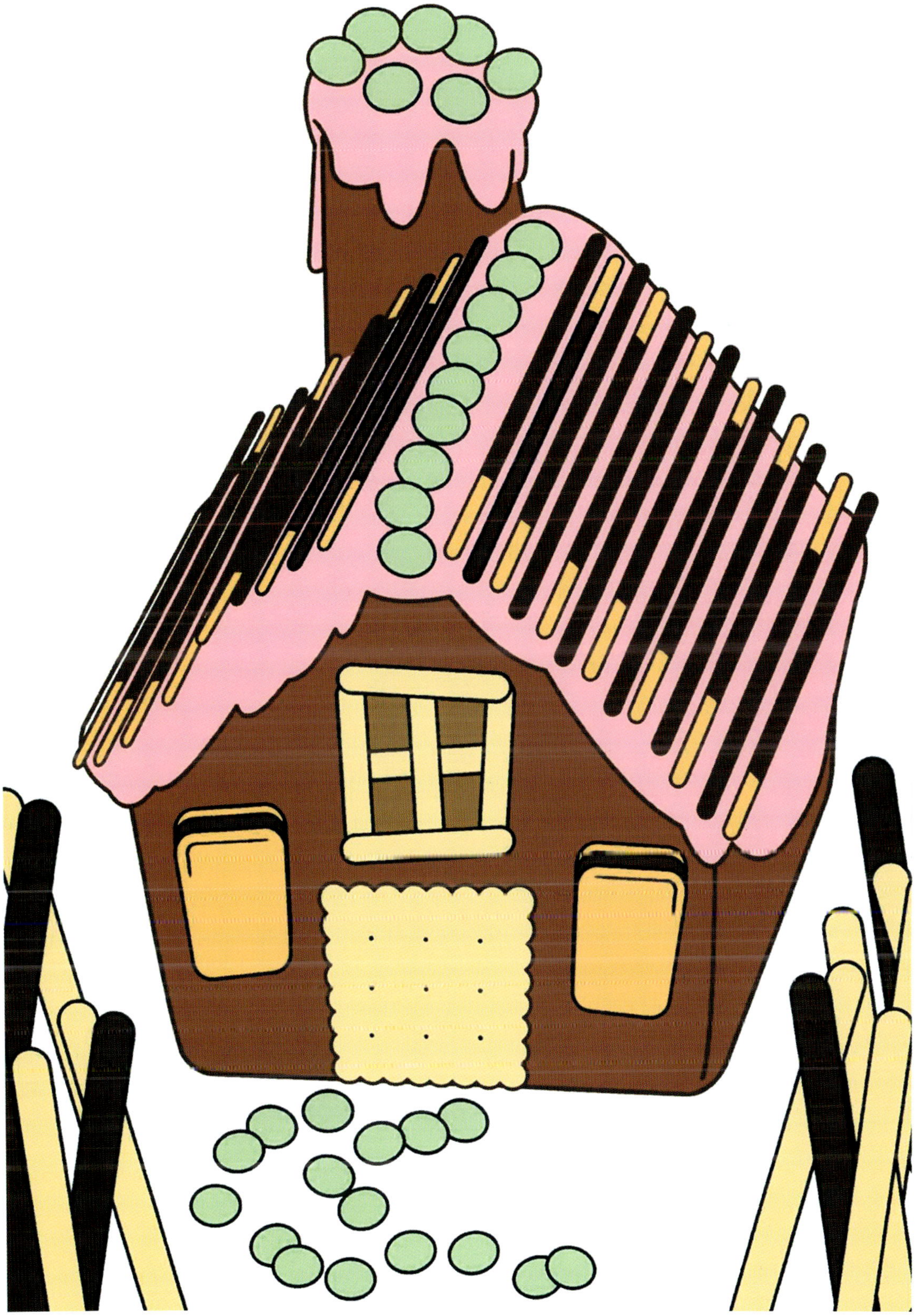

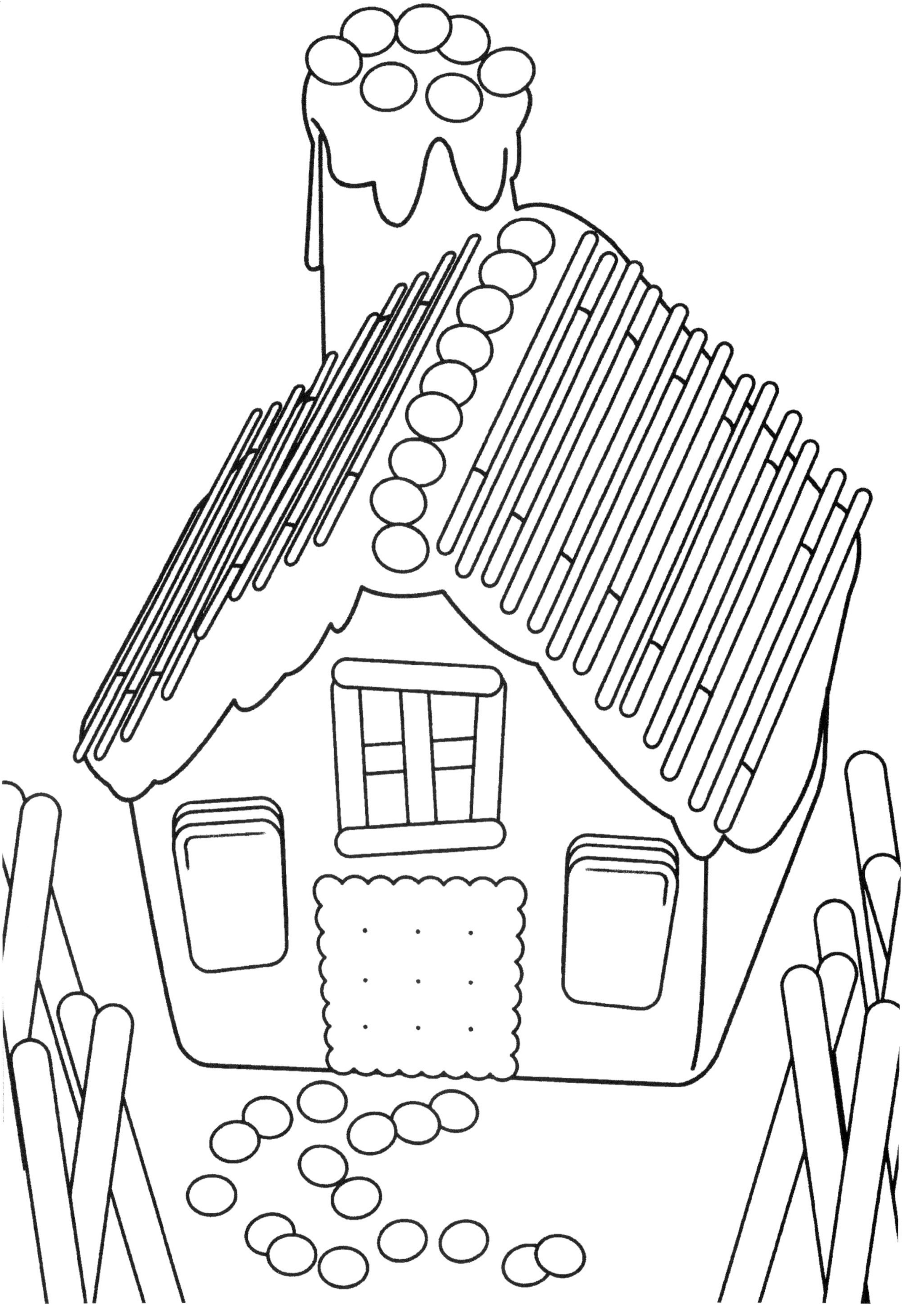

10

오누이를 닮은 과자

다양한 과자 속에 헨젤과 그레텔 남매를 닮은 과자가 있습니다.
오빠와 여동생이라 생각하고 색을 칠해보세요.

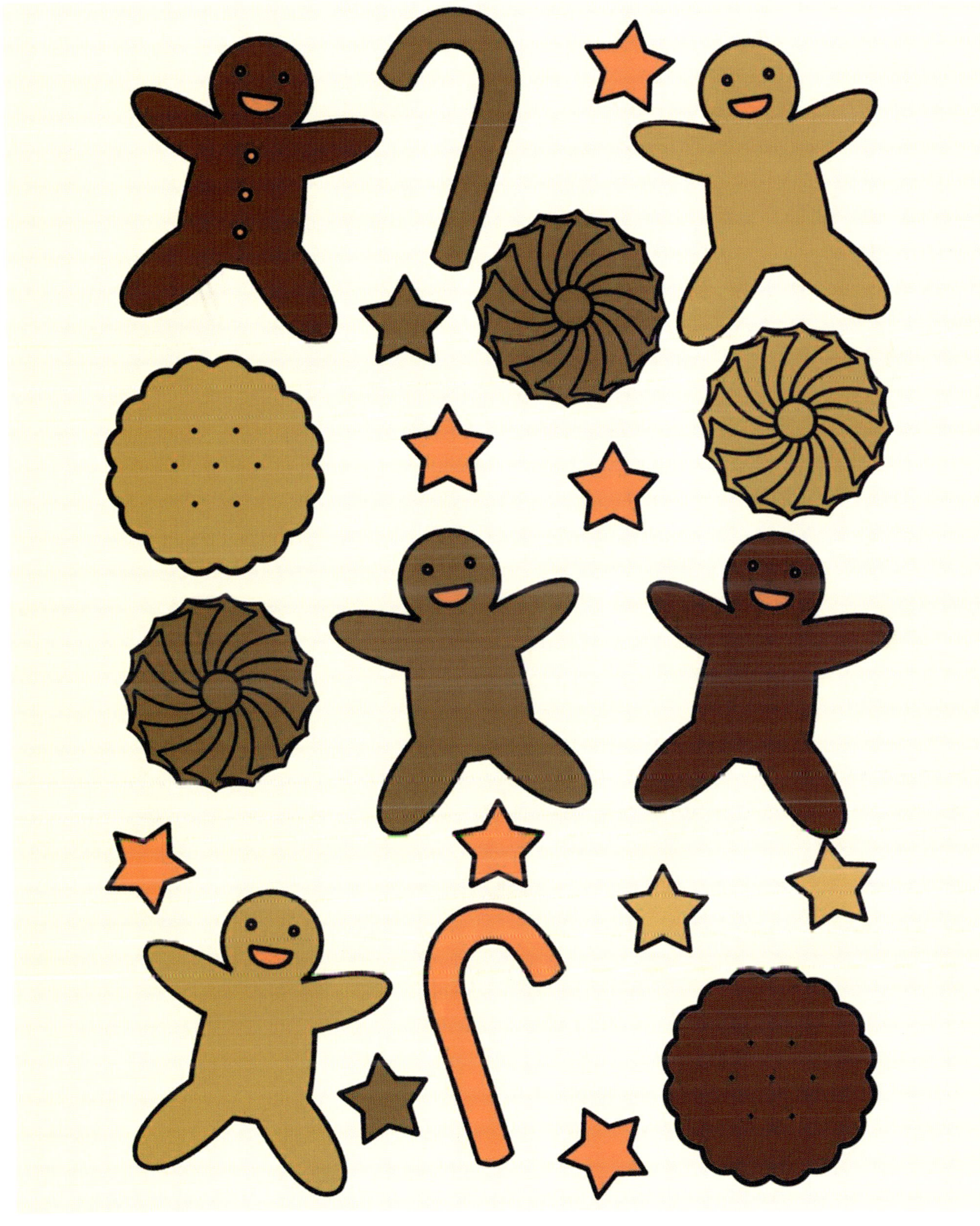

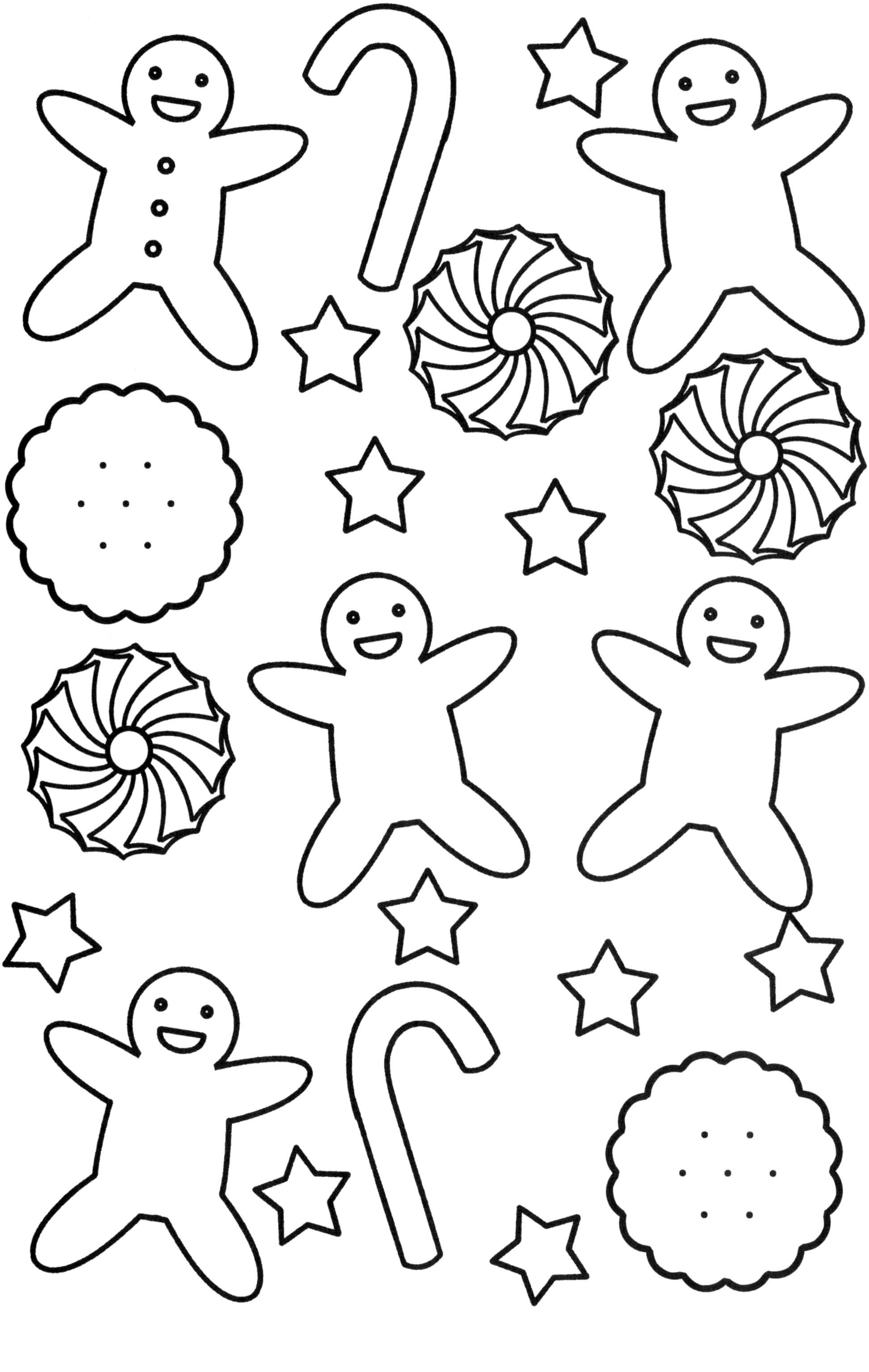

11 셋째의 벽돌집

아기돼지 삼 형제가 집을 지었습니다. 첫째와 둘째는 지푸라기와 나무로 집을 대충 지어서 늑대에게 잡아먹히고 말았습니다. 셋째는 벽돌로 아주 튼튼하게 집을 지었습니다.

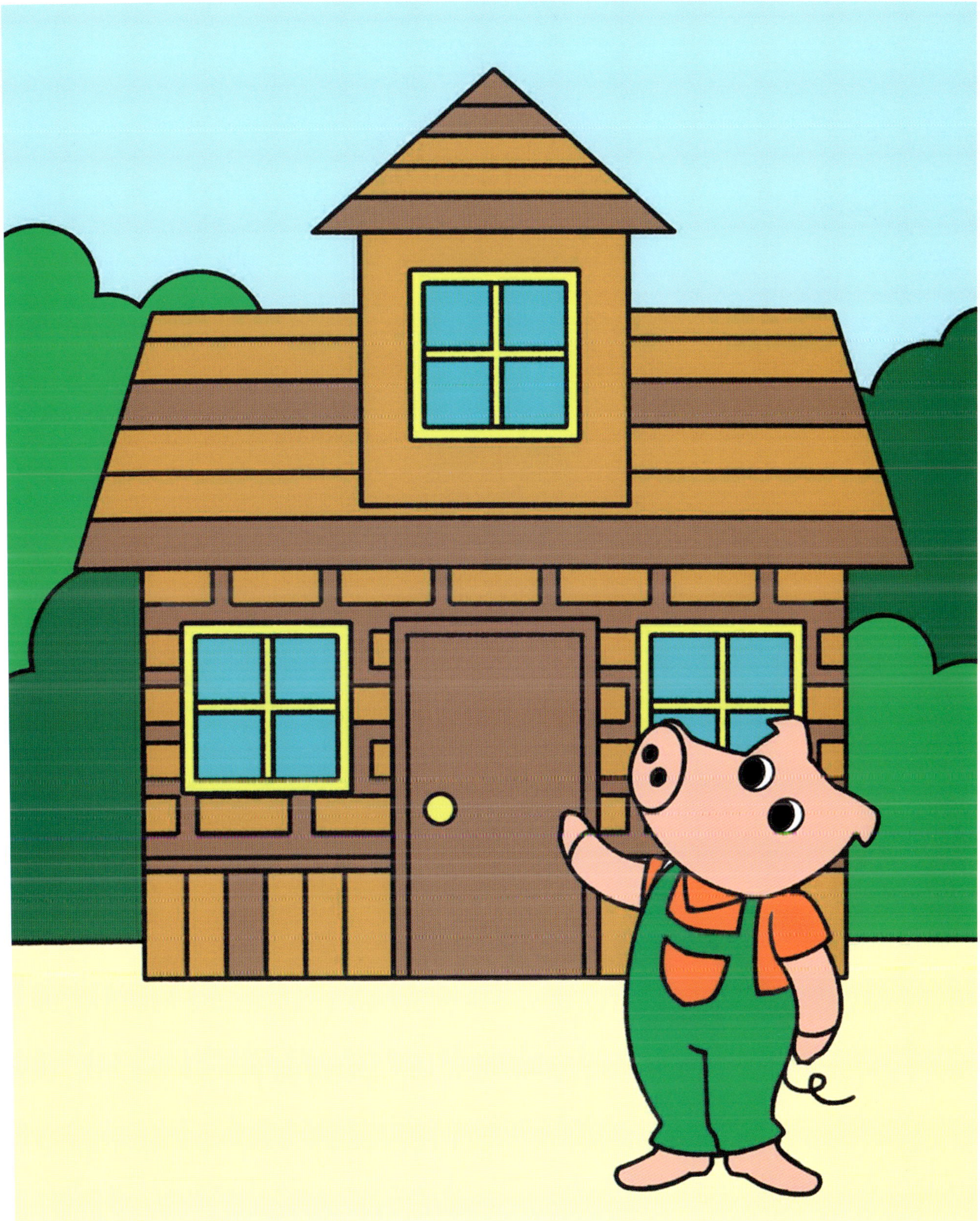

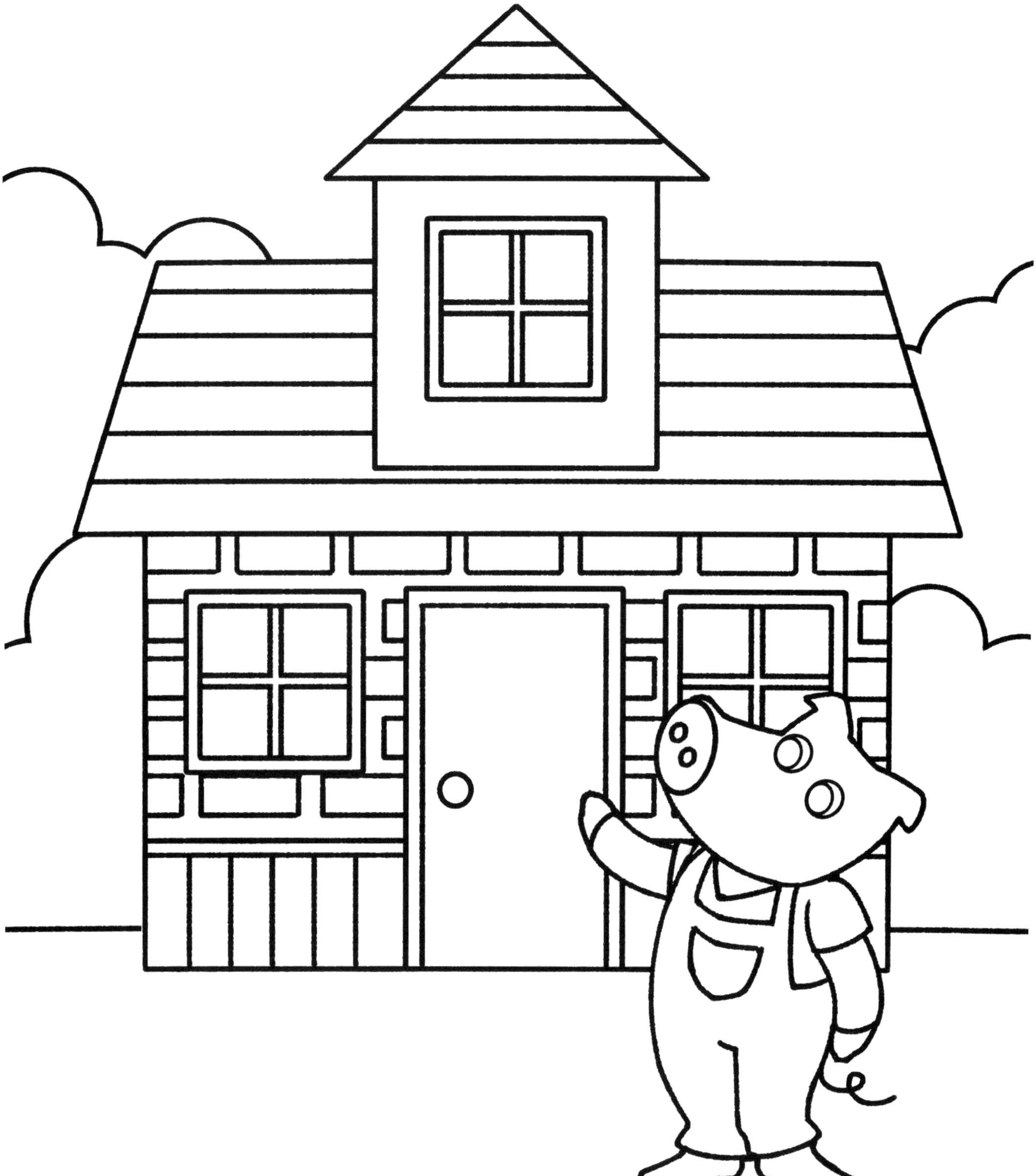

12 젖먹이 아기돼지

아기돼지 삼 형제가 엄마 젖을 먹고 있습니다. 첫째와 둘째는 엄마 품에서 젖을 먹고 있는데 셋째는 엄마 뒤에서 젖을 먹지 못하고 있네요. 셋째는 체구가 작아서 형들에게 밀렸나 봅니다.

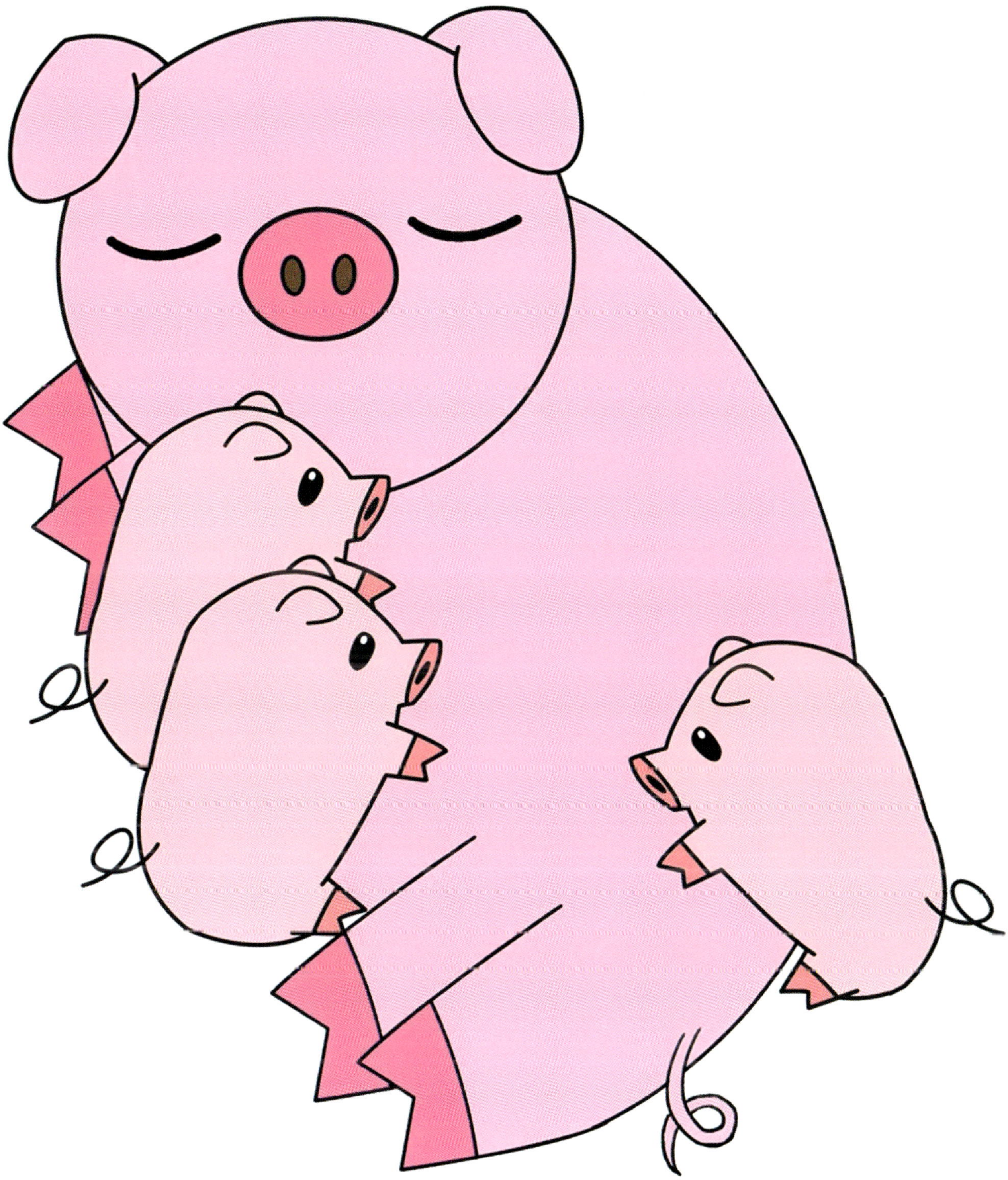

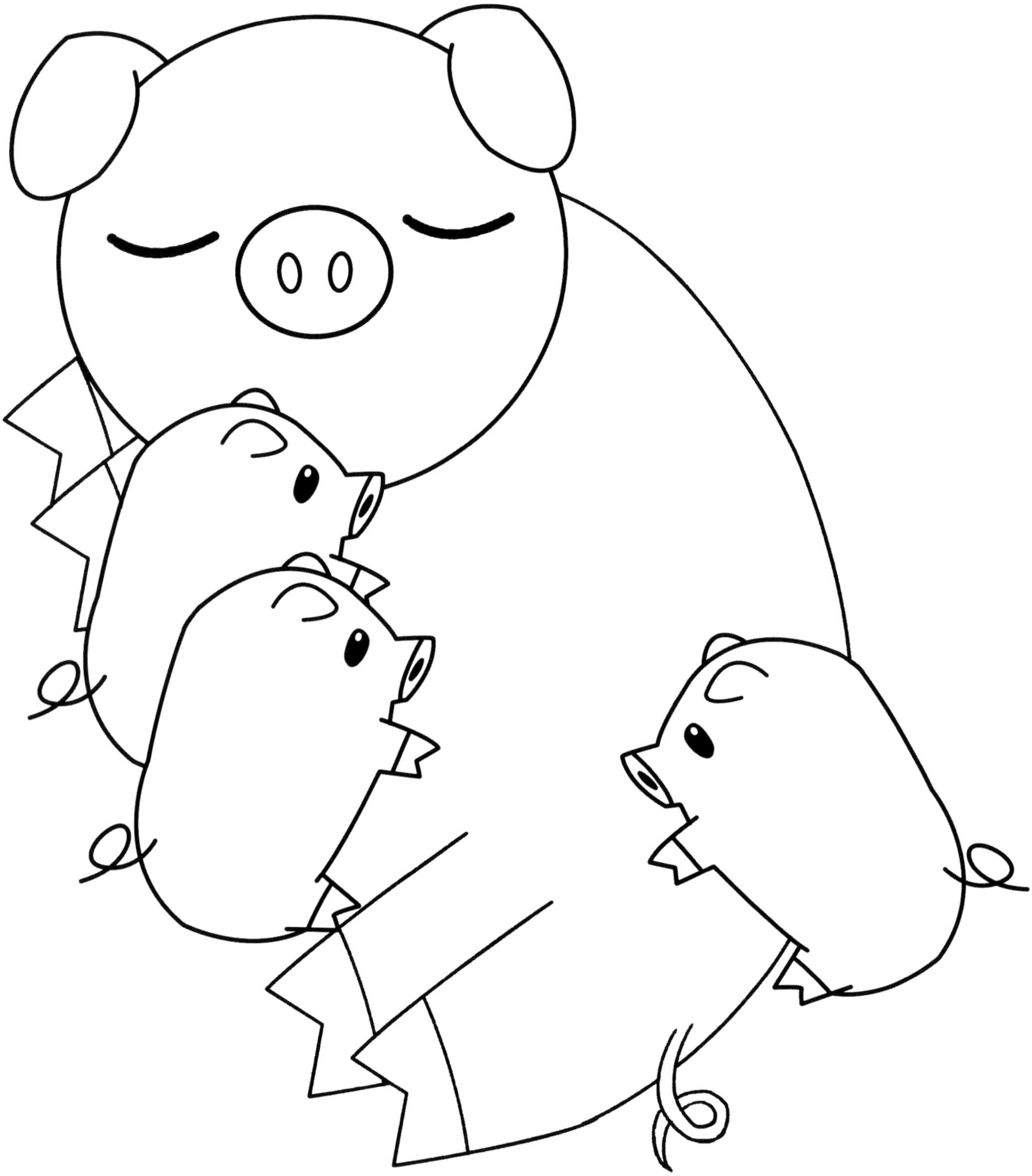

13

박과 제비

제비가 물어다준 박씨가 커다란 박으로 자라나 지붕 위에 가득 열렸습니다. 흥부는 박만 봐도 배가 부를 것 같습니다. 시골집 지붕의 박을 보니 어린 시절 생각이 나네요.

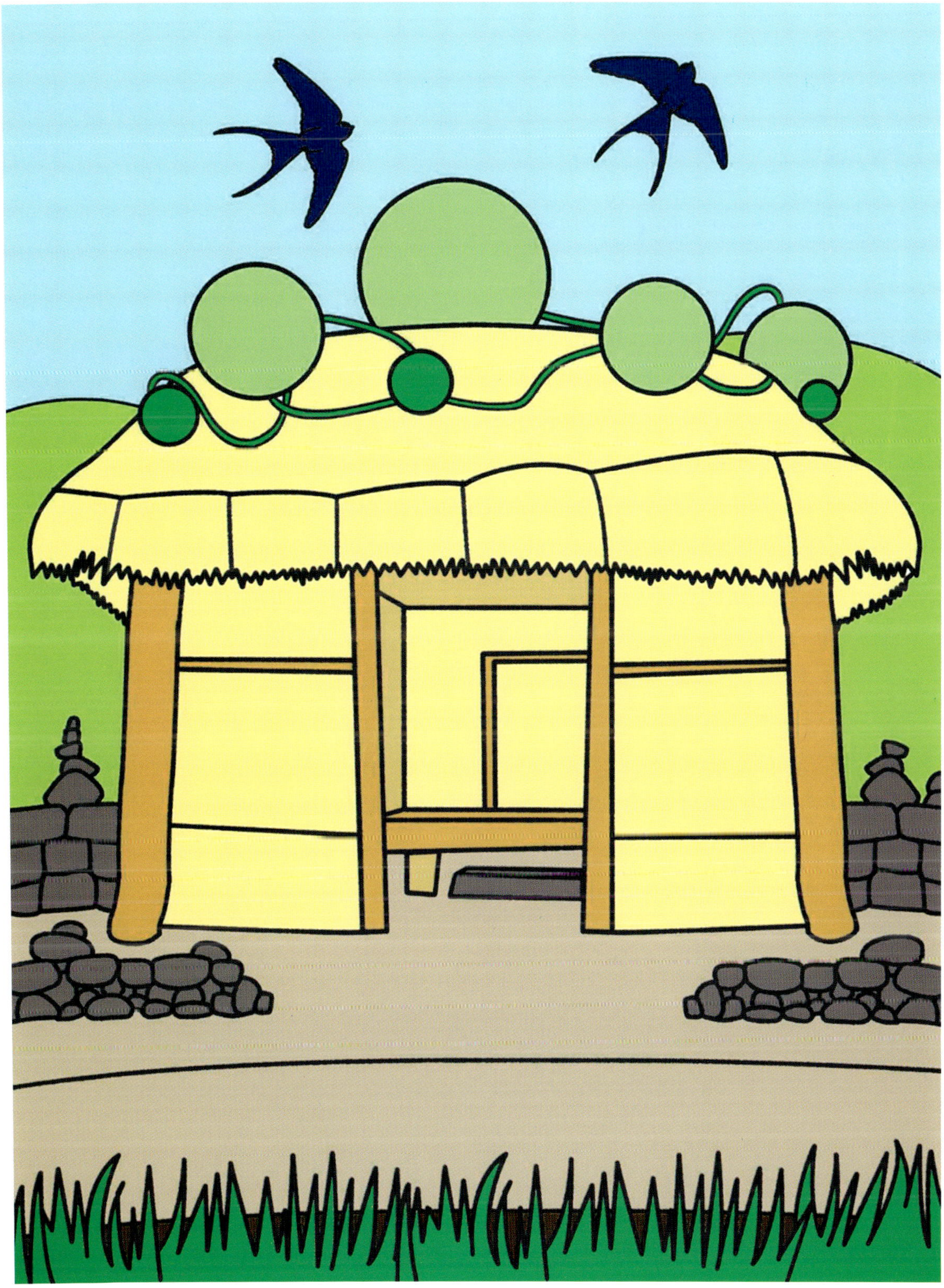

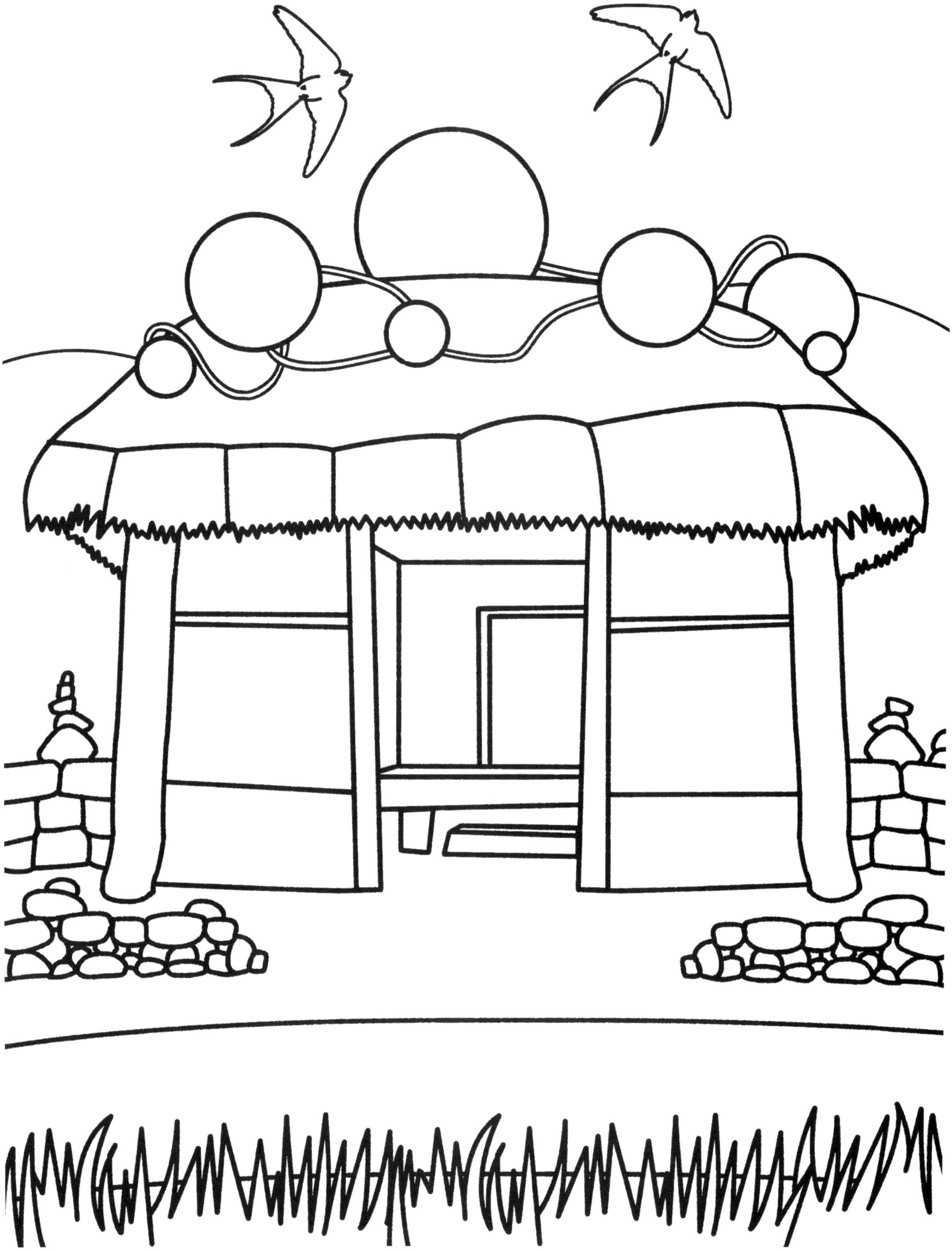

14

보름달만한 박

제비가 물어다준 박씨에서 열린 박이 보름달만큼 커졌습니다.

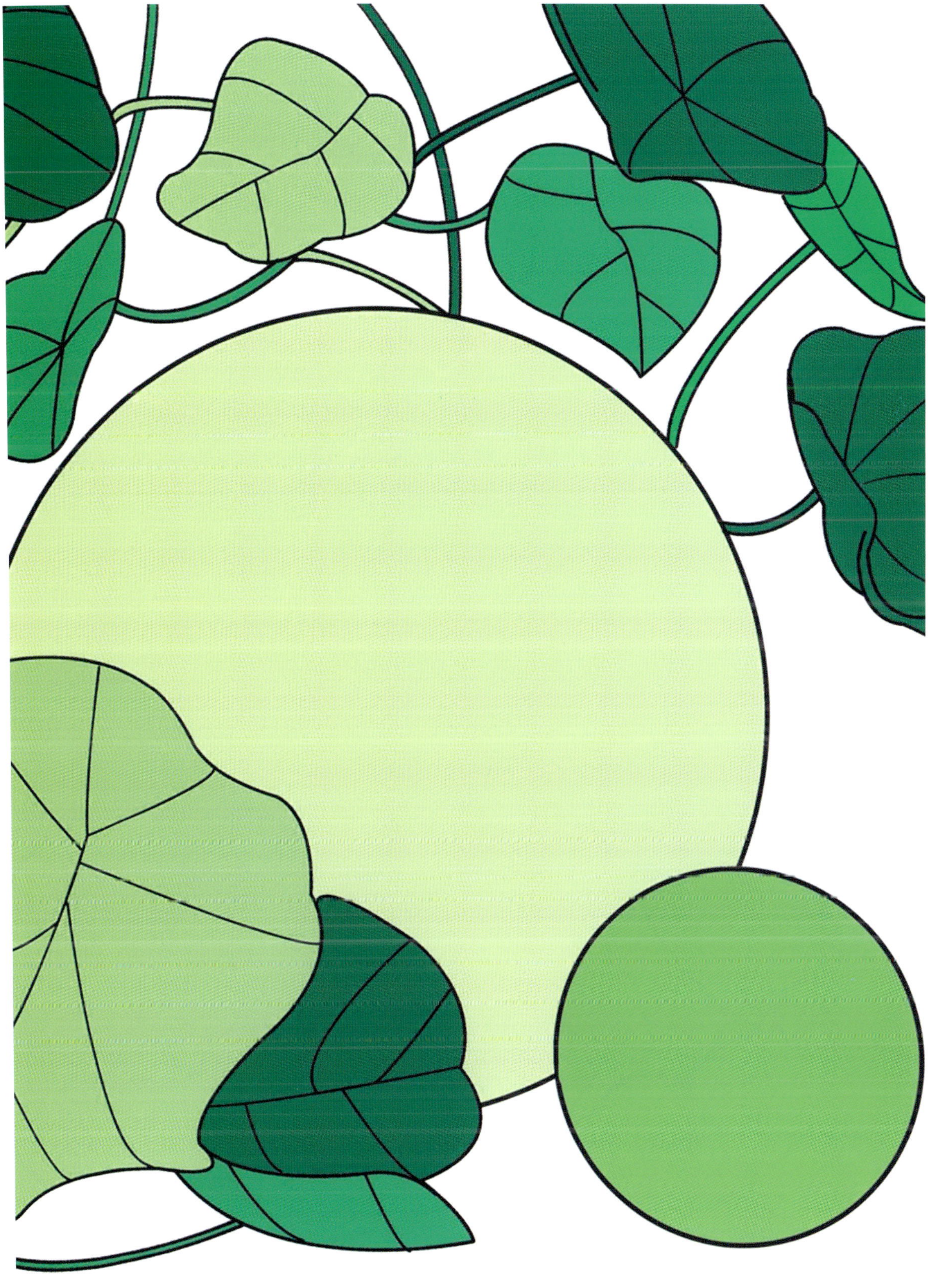

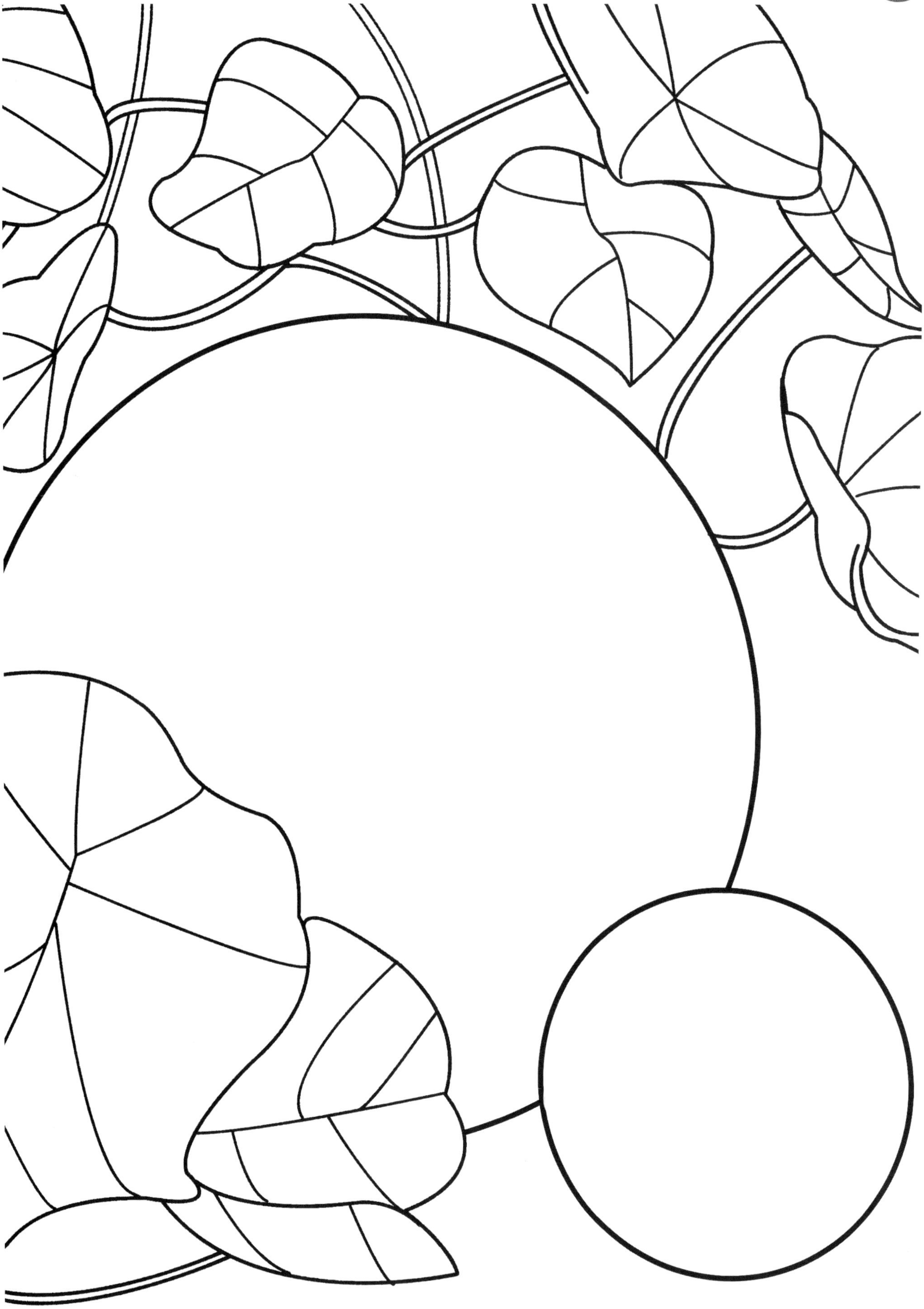

15

호랑이 가족

호랑이 형님의 가족들이 숲속에서 한가로운 날들을 보내고 있습니다. 호랑이는 밤에 어머님이 좋아하는 고기를 구하기 위해 멧돼지를 잡으러 갈 것입니다.

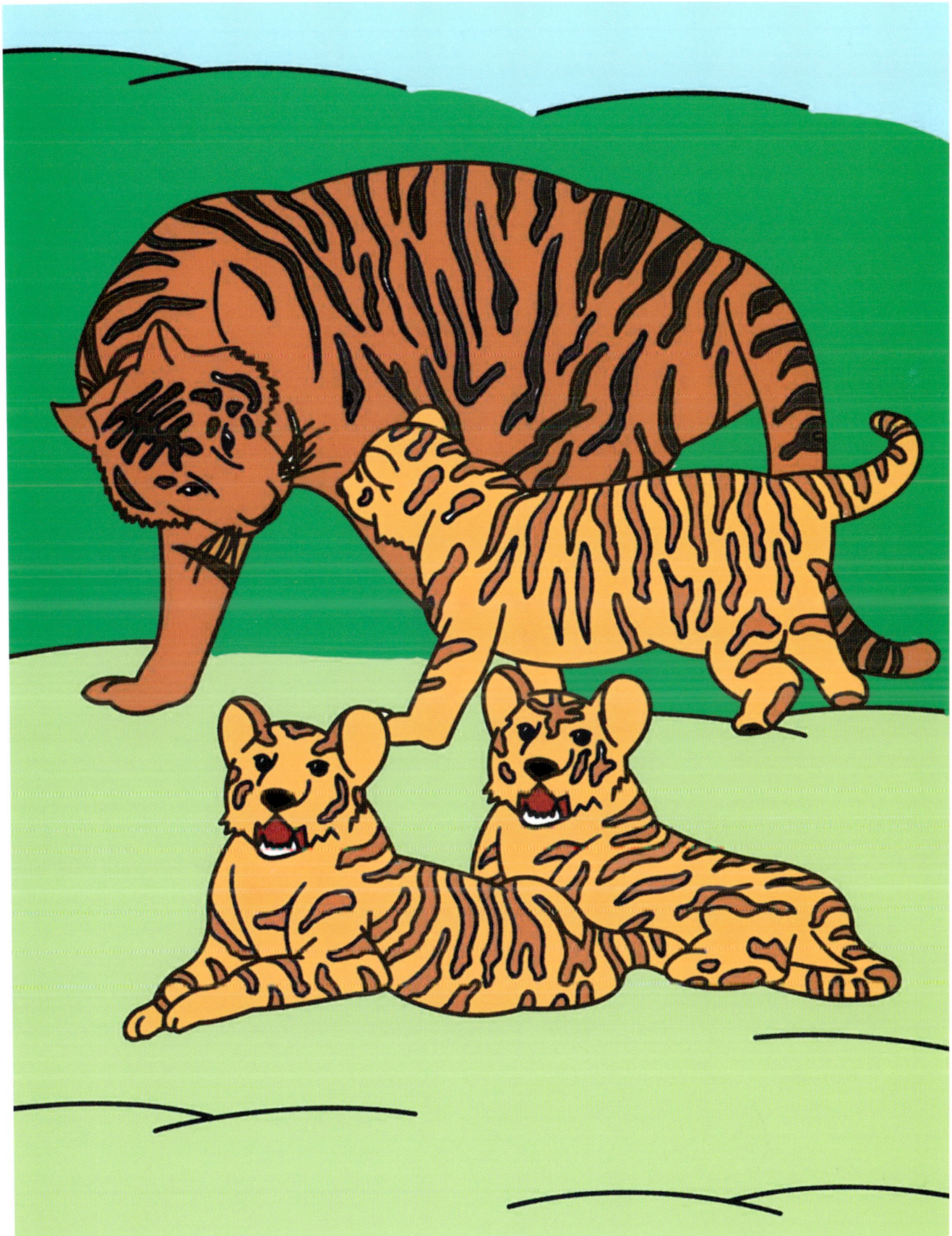

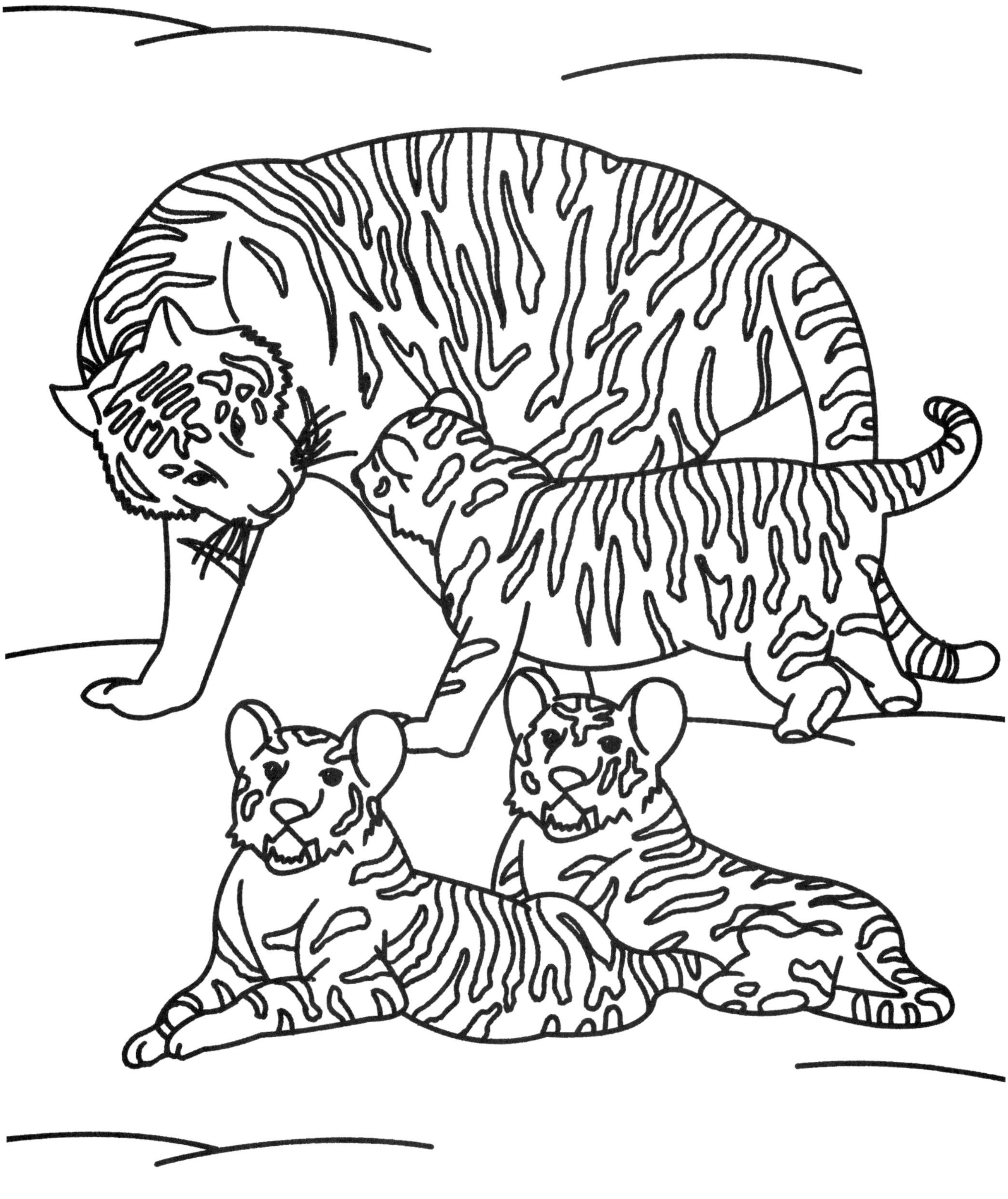

8. 호랑이 형님

16
산삼

호랑이 형님이 어머니를 위해 깊은 산속에서 자라는 산삼의 위치를 아우에게 가르쳐주어 나무꾼은 산삼을 캐서 어머님께 드렸답니다. 어머님 건강에는 산삼이 가장 좋기 때문에 호랑이 아들이 멧돼지도 잡아다 드리고 산삼의 위치도 알려준 것입니다.

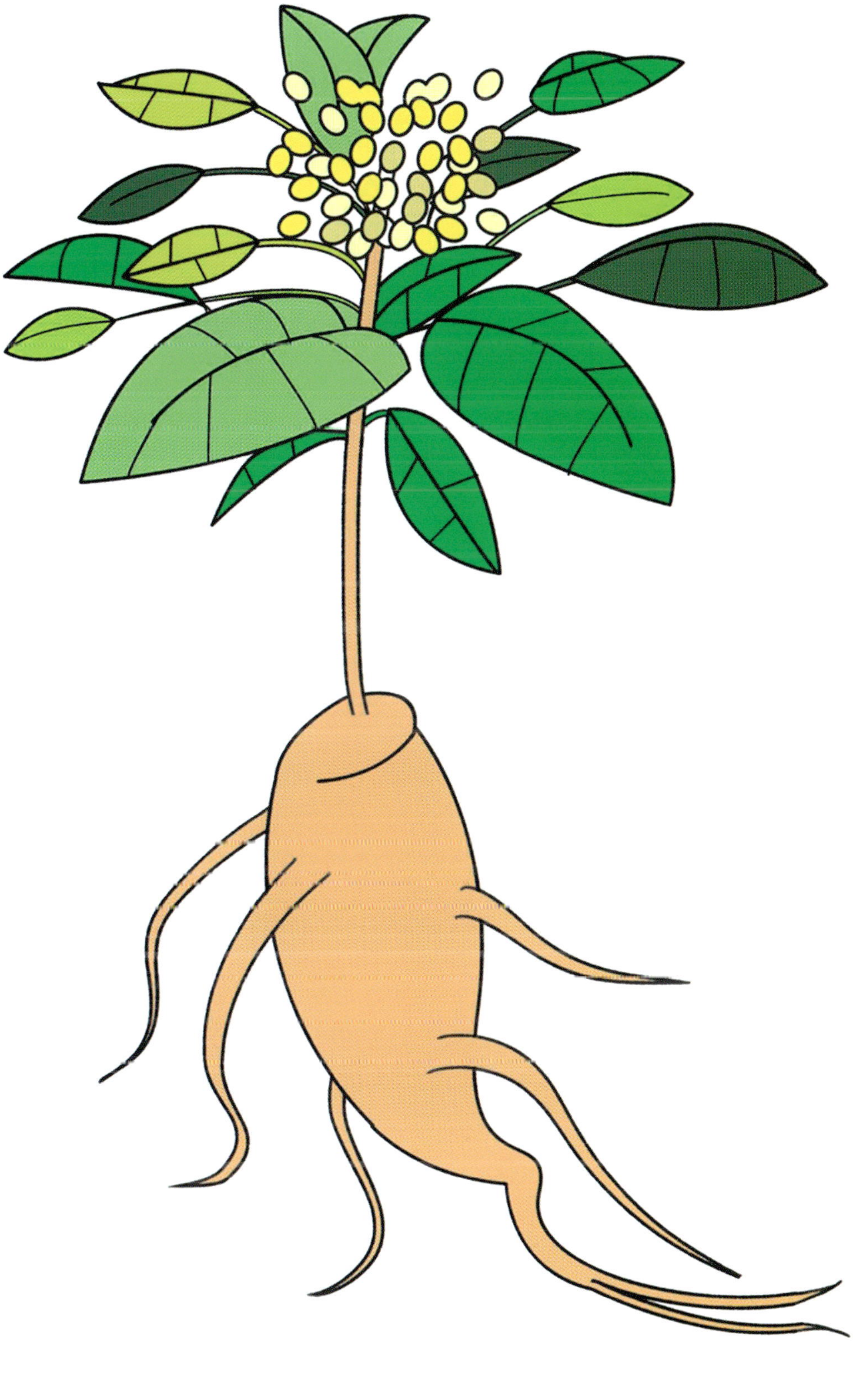

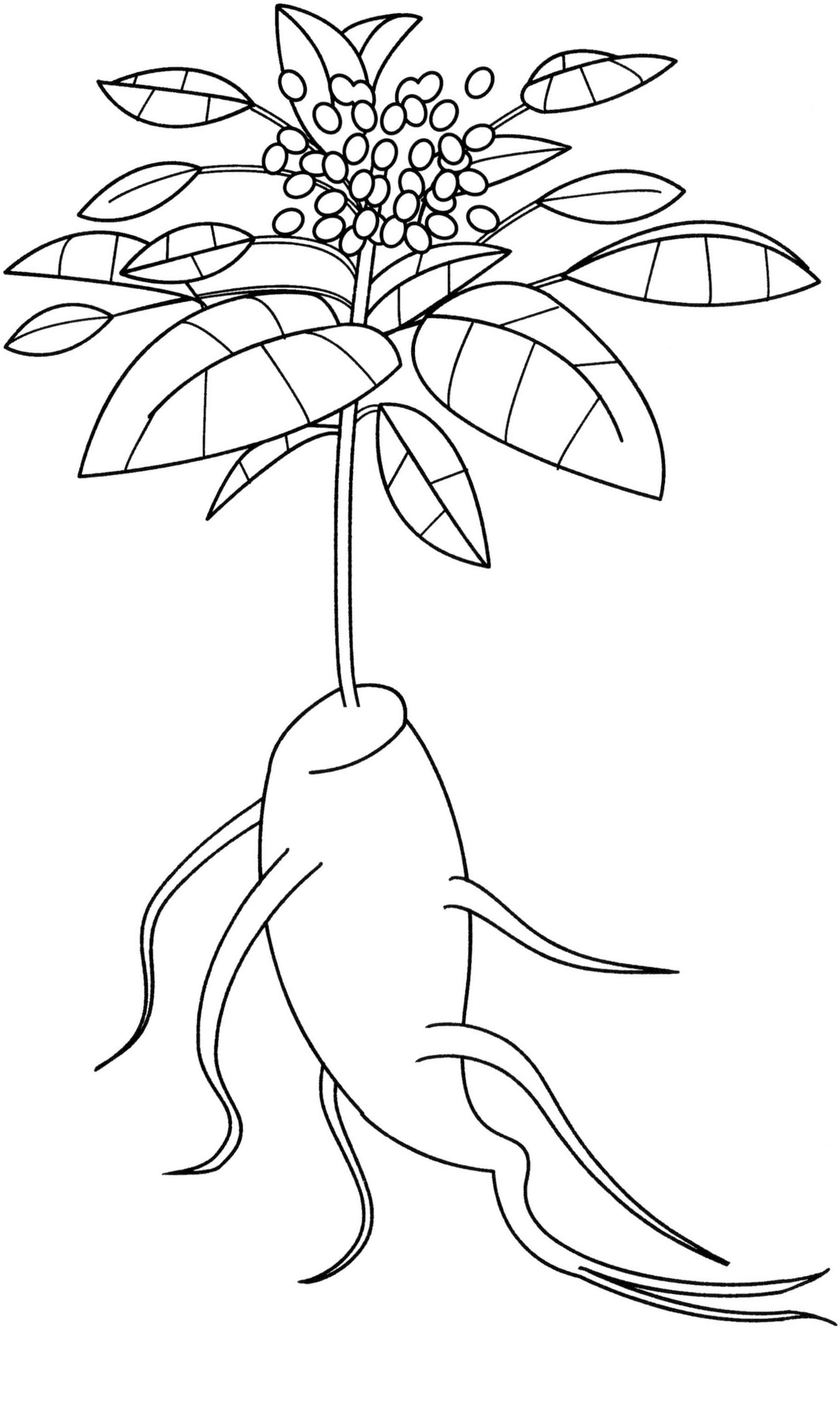

17

바다왕국 궁전

인어공주 에리얼이 사는 바닷속 궁전입니다. 인어공주는 우연히 육지의 왕자 에릭을 구해 주고 그와 사랑에 빠집니다. 인어공주는 마녀에게 목소리를 주고 두 다리를 얻어 왕자를 찾아 바다왕국의 궁전을 떠납니다.

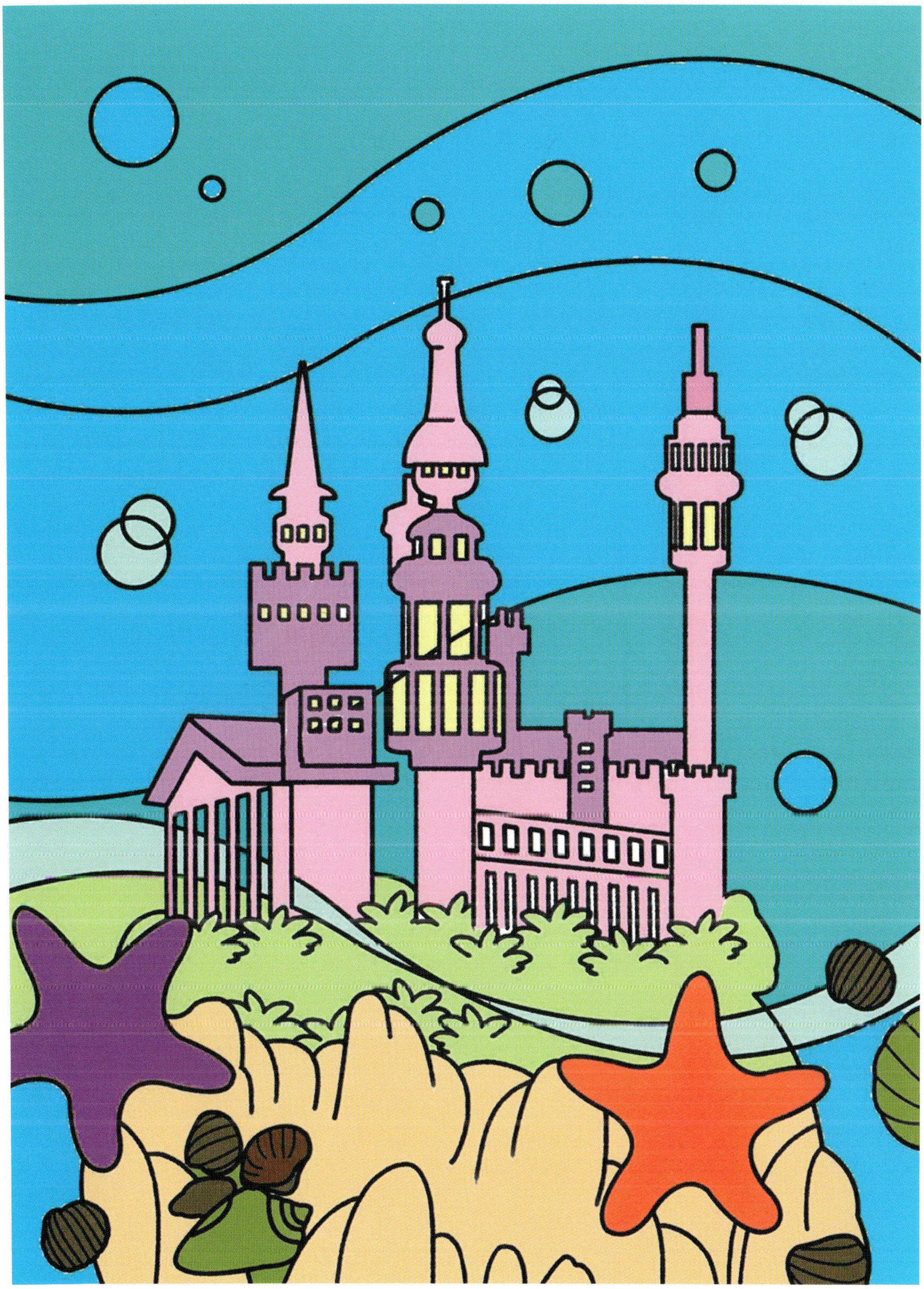

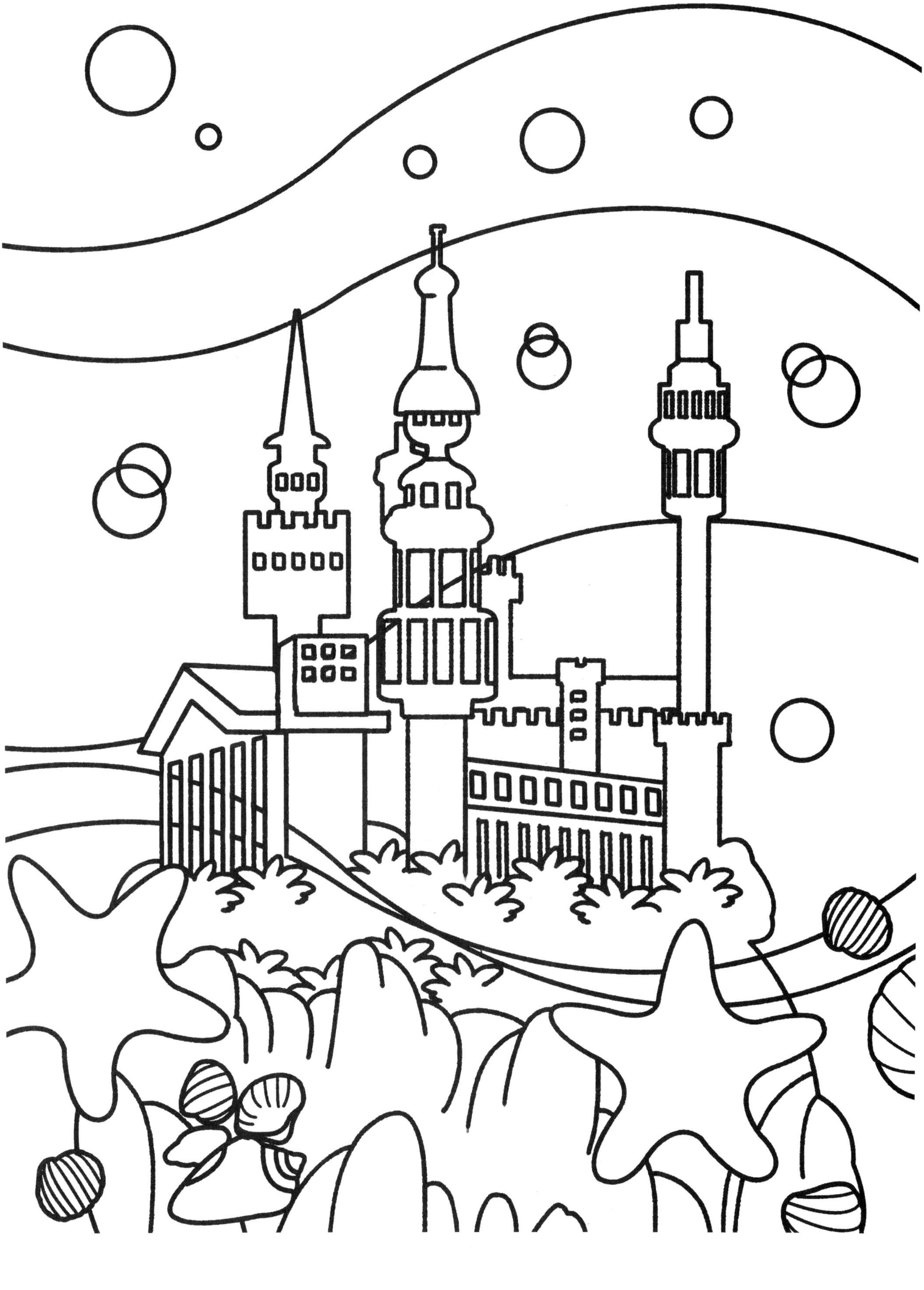

18

물방울과 인어공주

인간이 된 인어공주는 다시는 인어가 되어 물로 돌아갈 수 없습니다. 왕자와 결혼을 하지 못하면 인어공주는 물방울로 사라지게 됩니다. 물방울을 만들며 바닷속에서 행복했던 인어공주는 과거를 회상해 봅니다.

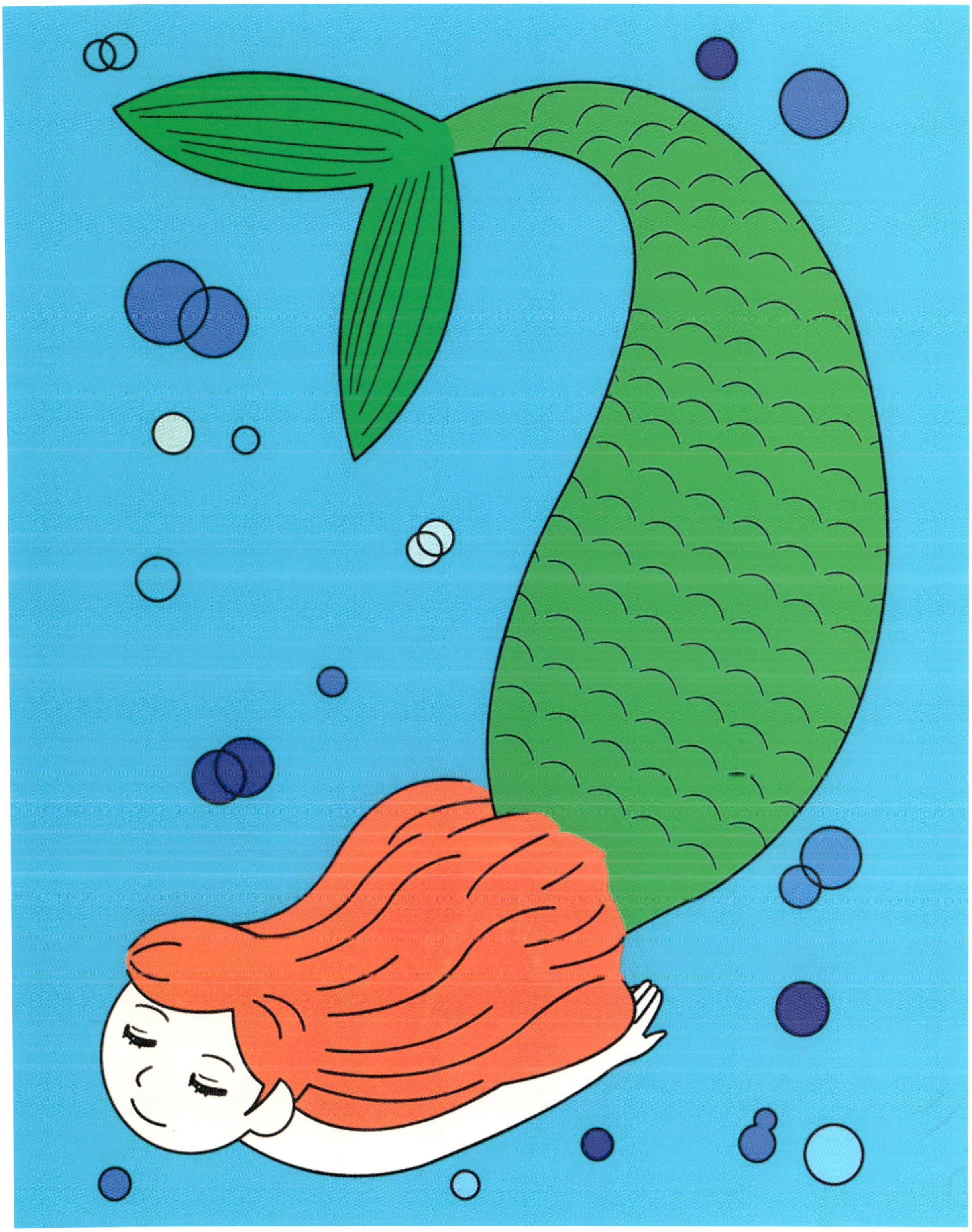

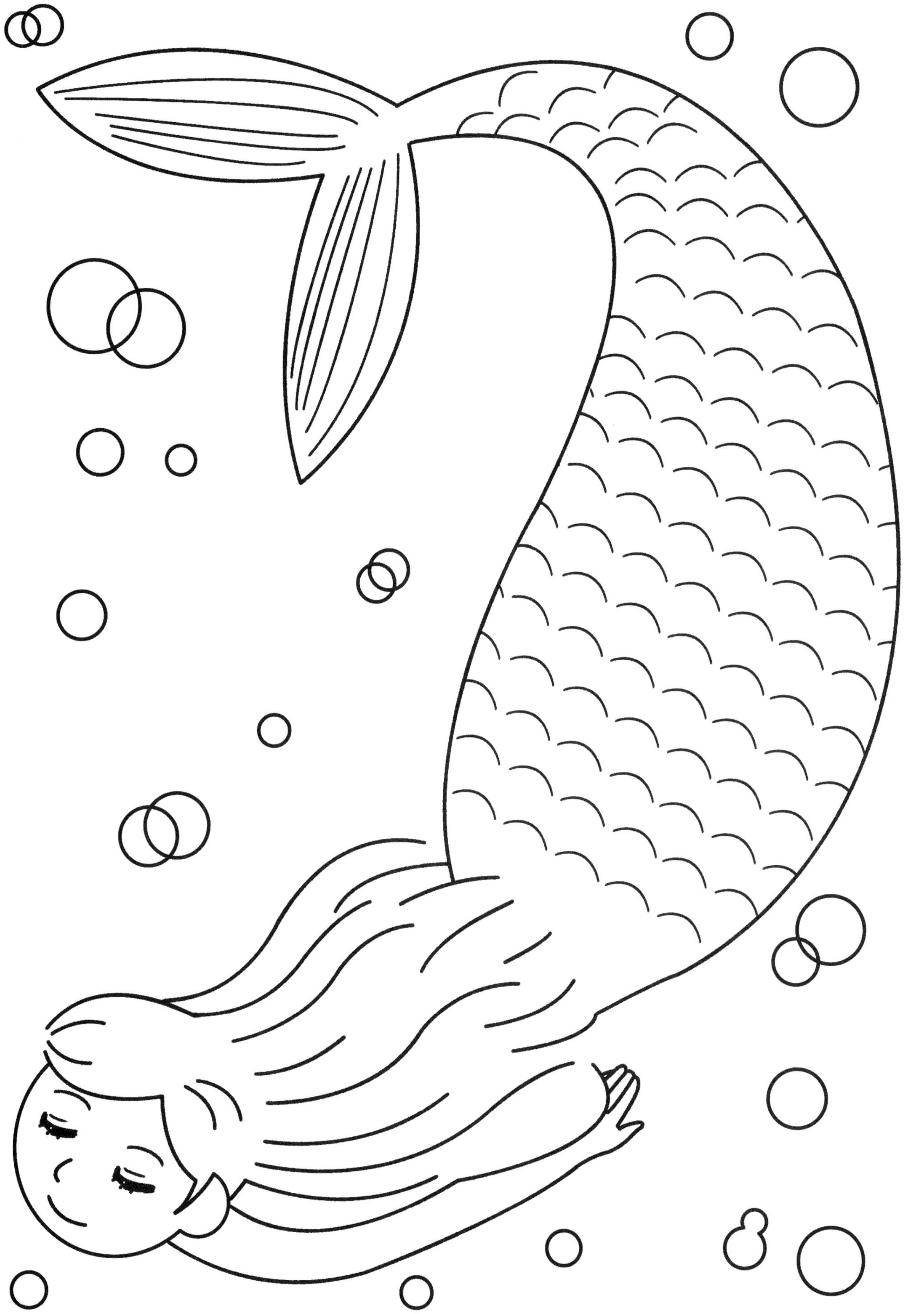

19

마법의 양탄자

알라딘이 타고 다니는 마법의 양탄자입니다. 램프 요정의 안내로 알라딘은 양탄자를 타고 공주가 사는 성으로 갑니다.

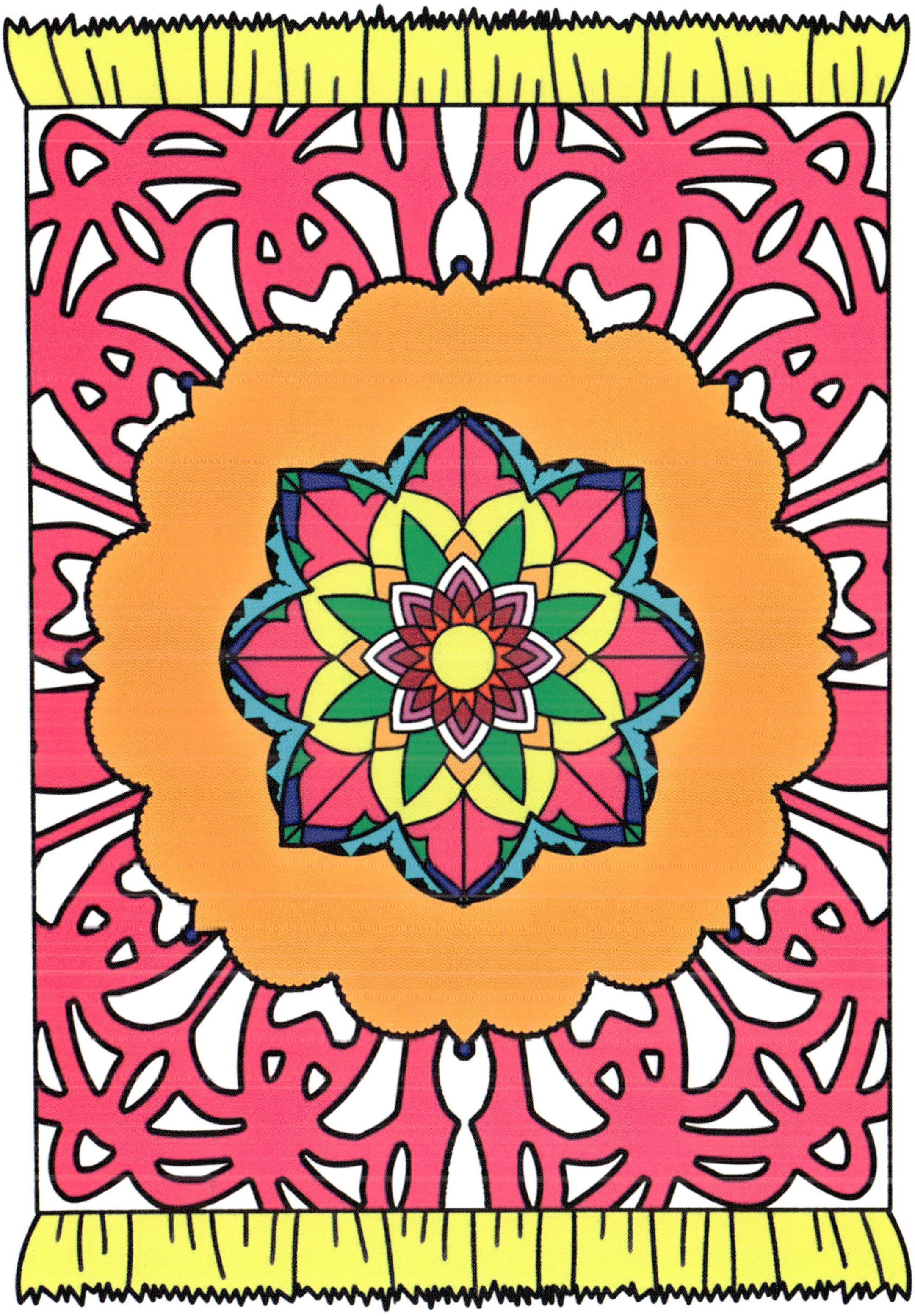

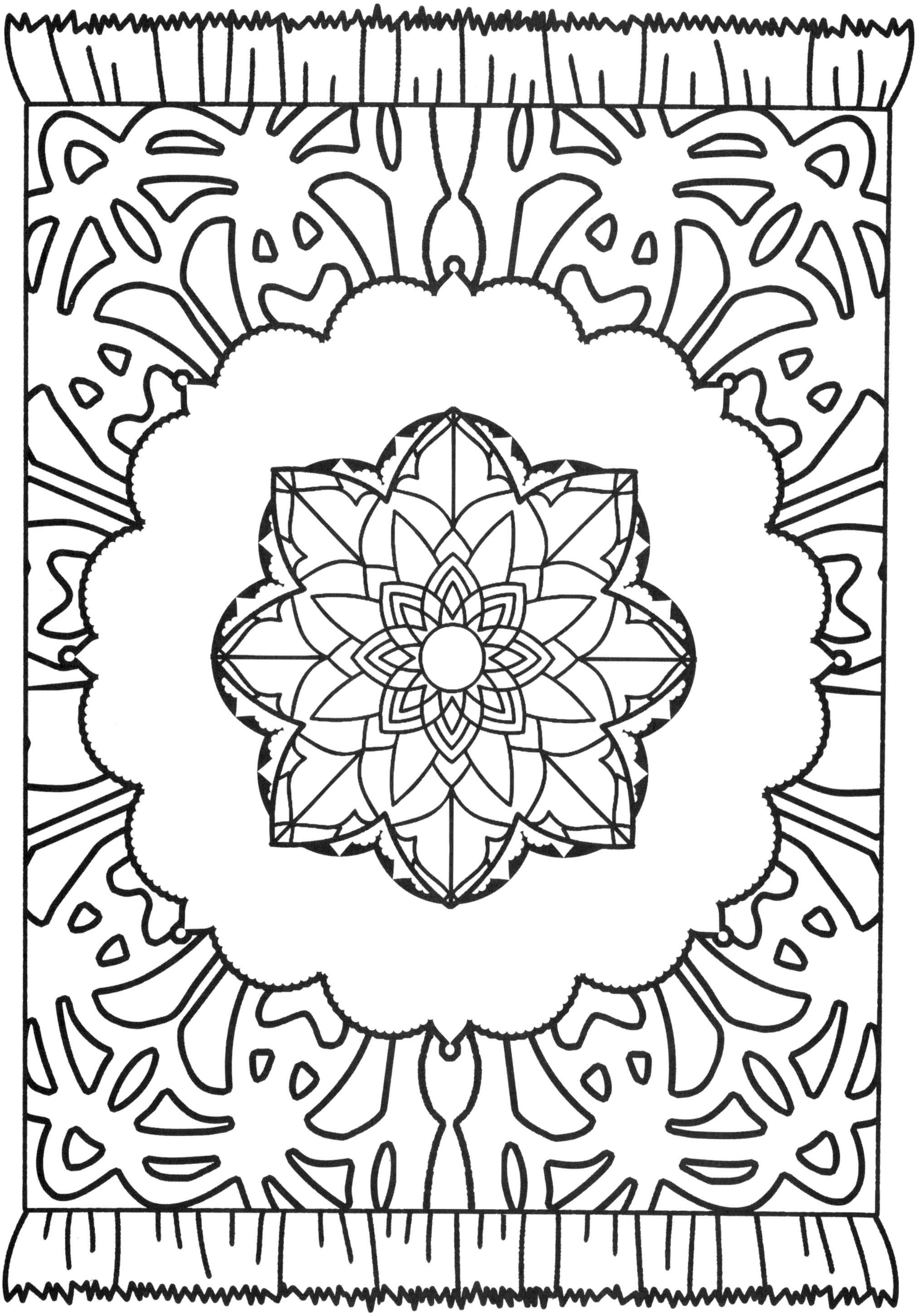

10. 알라딘과 요술램프

20
요술램프

알라딘이 램프를 손으로 문지르면 램프 요정 지니가 나타나 아무리 어렵고 힘든 일이라도 척척 해결해줍니다.

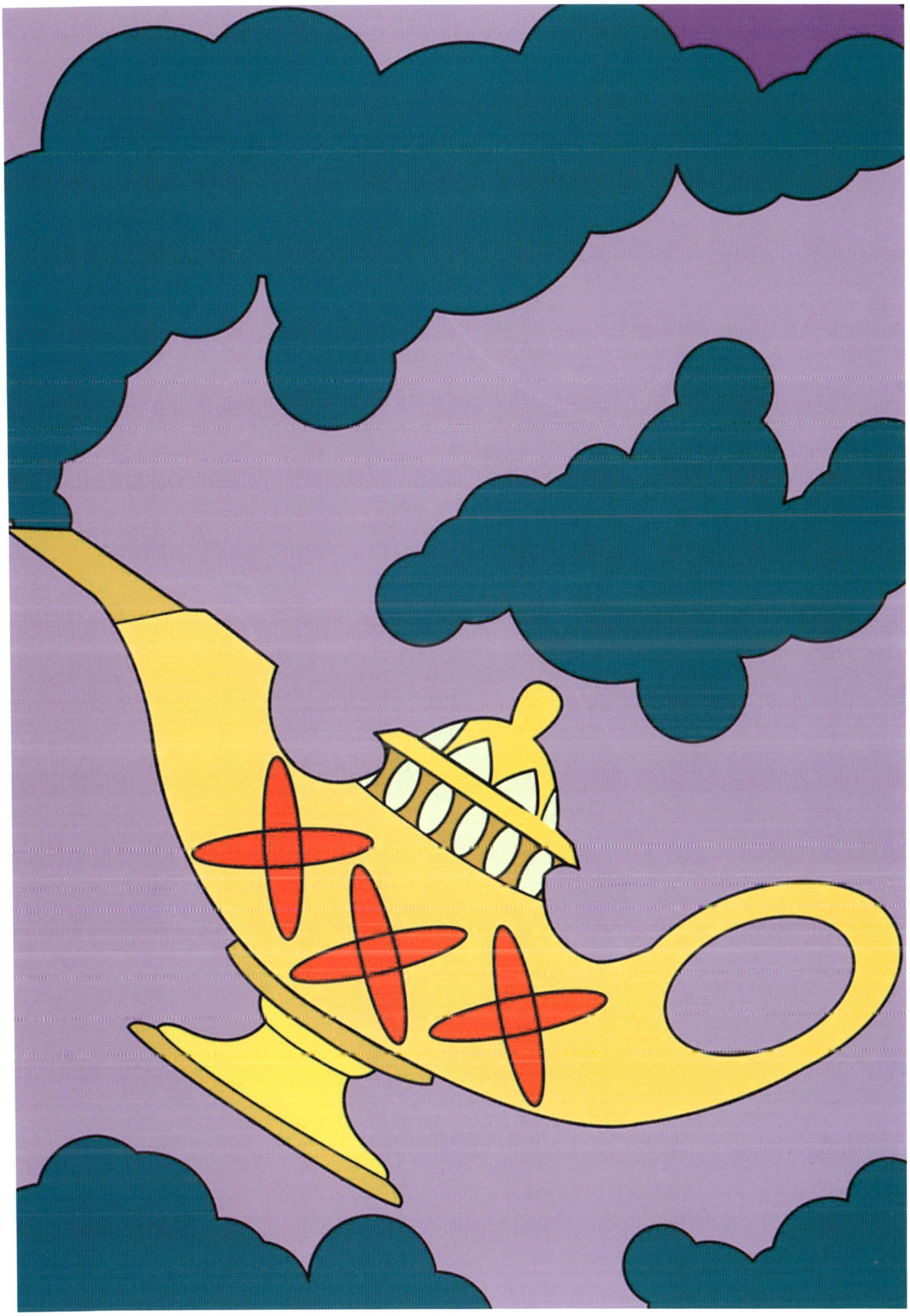

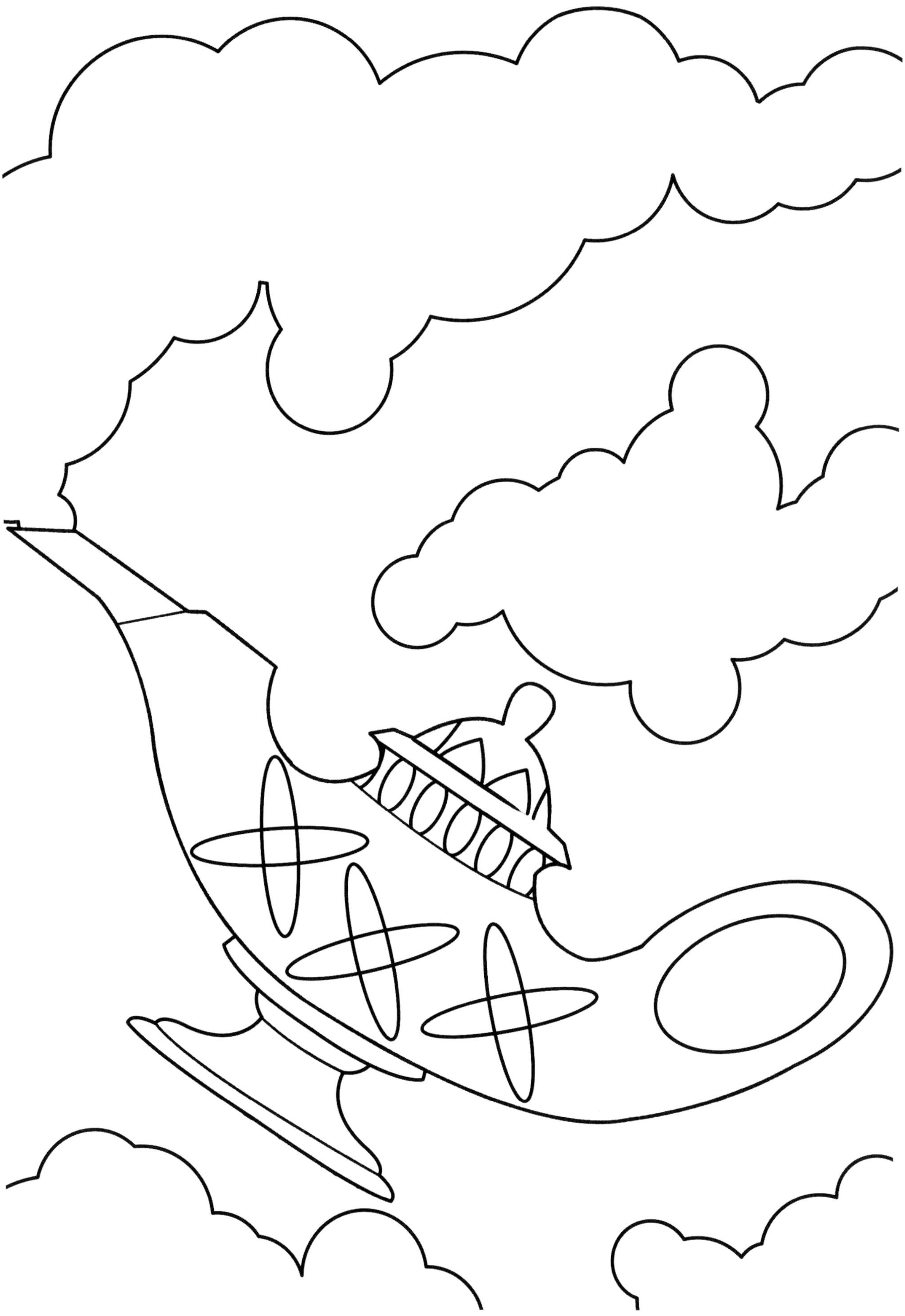

21

연못 속에 도끼

나무꾼이 산에서 나무를 하다가 잘못하여 도끼를 연못 속에 빠뜨렸습니다. 연못 속에는 이미 금도끼와 은도끼, 쇠도끼가 가라앉아 있습니다. 백발의 신령님이 곧 나타날 겁니다.

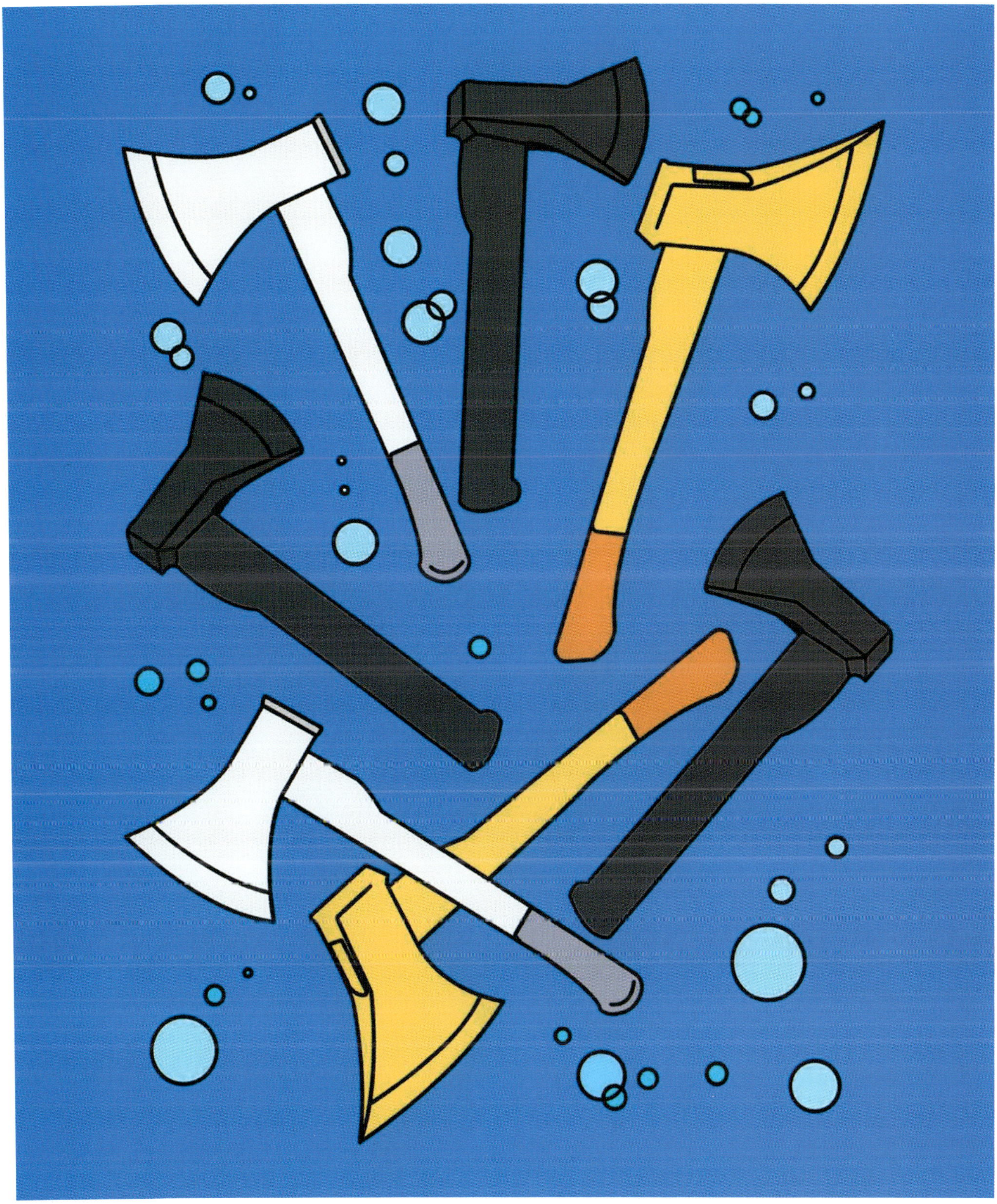

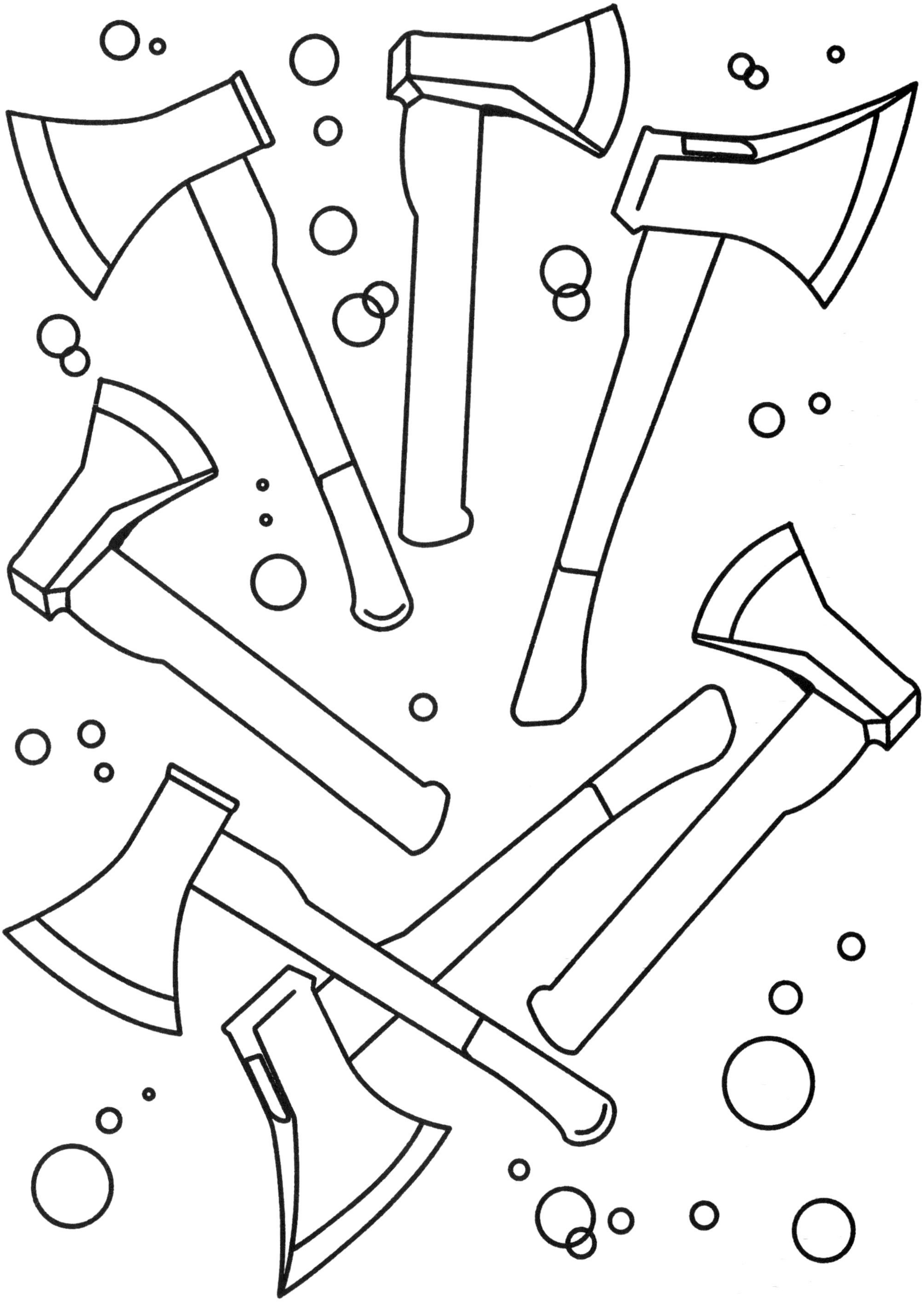

22

나무하는 나무꾼

나무는 음식을 조리하기 위해 집집마다 꼭 필요한 땔감입니다. 요즘은 나무 대신 무엇으로 음식을 만들까요?

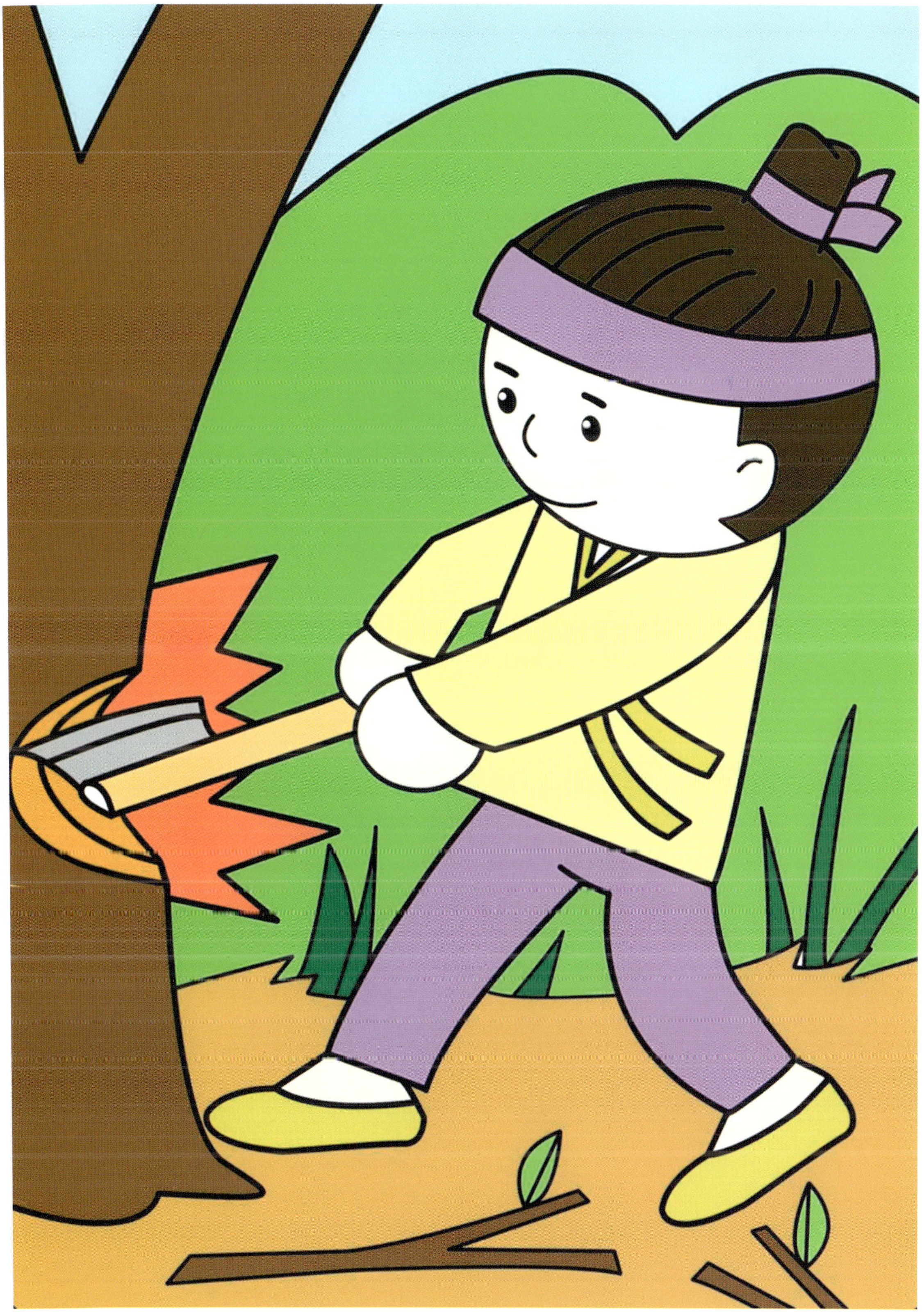

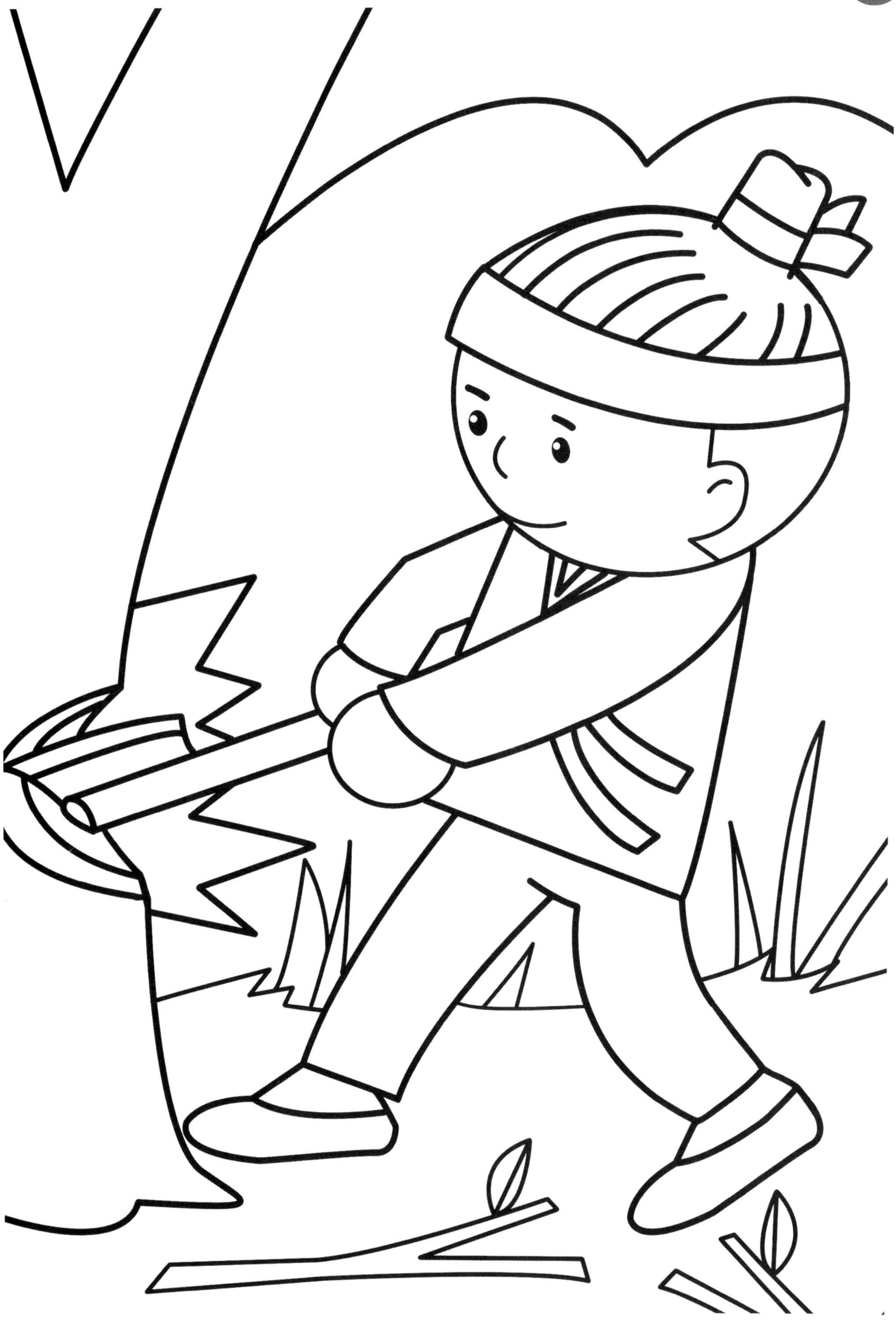

23

쑥과 마늘

환웅은 동굴 속으로 들어가 쑥과 마늘만으로 100일을 견디면 사람이 된다고 하였습니다. 곰과 호랑이는 사람이 되기 위해 쑥과 마늘을 먹습니다. 우리나라는 봄이 되면 산과 들로 쑥을 캐러가는 사람들이 많습니다. 쑥으로 무엇을 해 먹을까요?

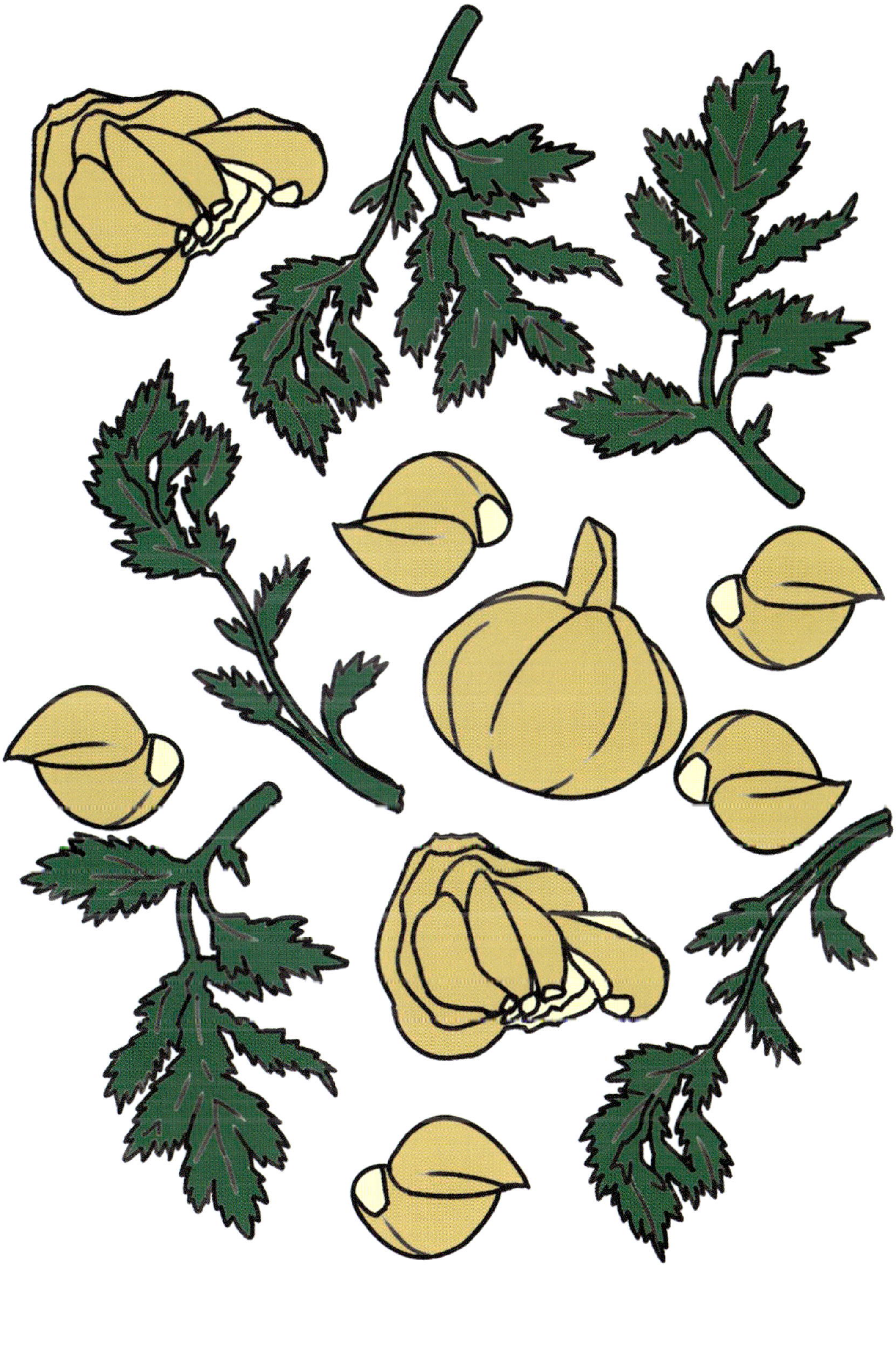

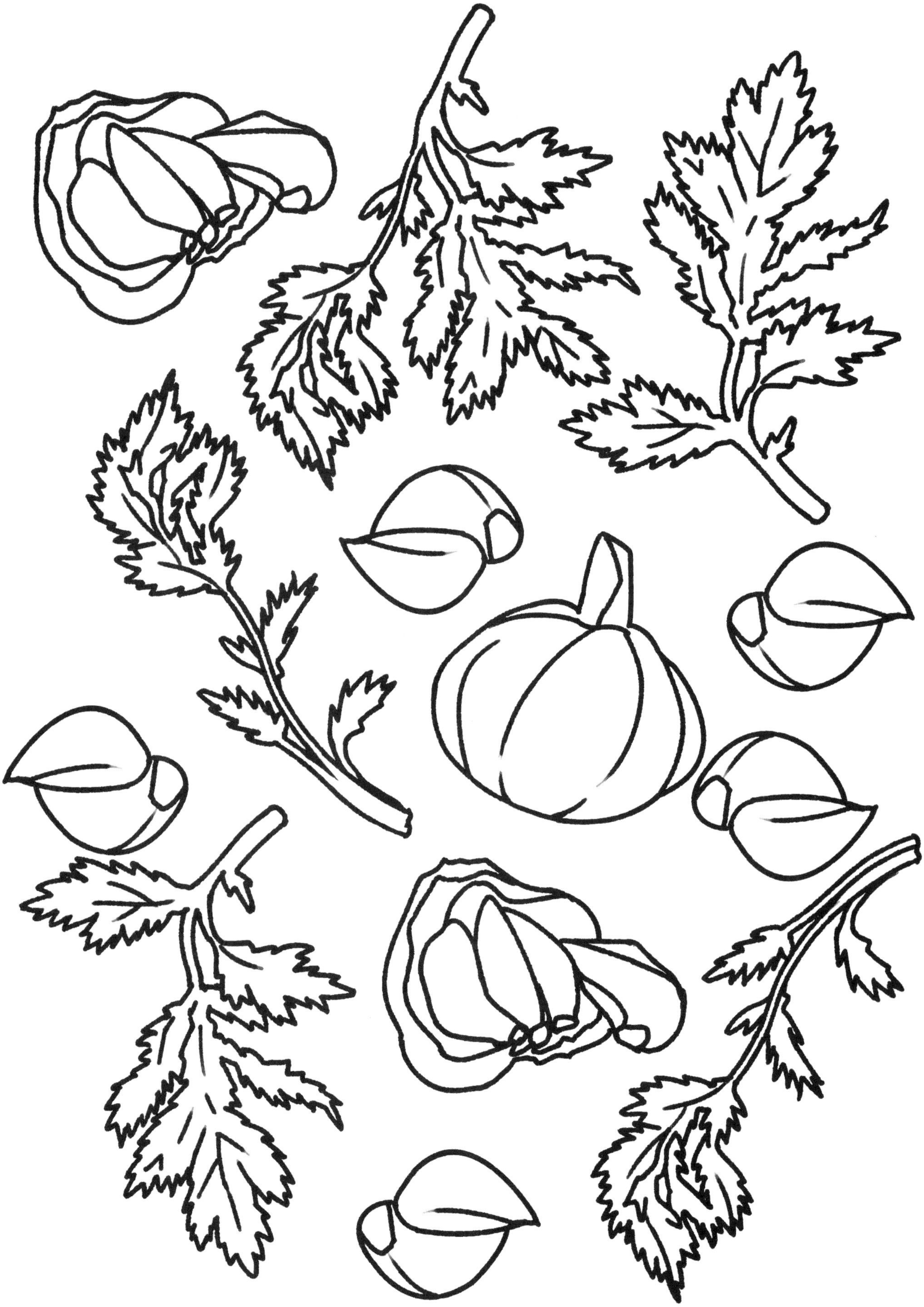

24

무궁화 무궁화 우리나라 꽃

환웅과 웅녀 사이에 단군이 태어나고 우리나라를 처음 만듭니다. 수천 년 이어온 우리나라는 무궁화를 우리나라 꽃으로 합니다. 무궁화는 주위에서 쉽게 볼 수 있어 우리에게 아주 친근한 꽃입니다.

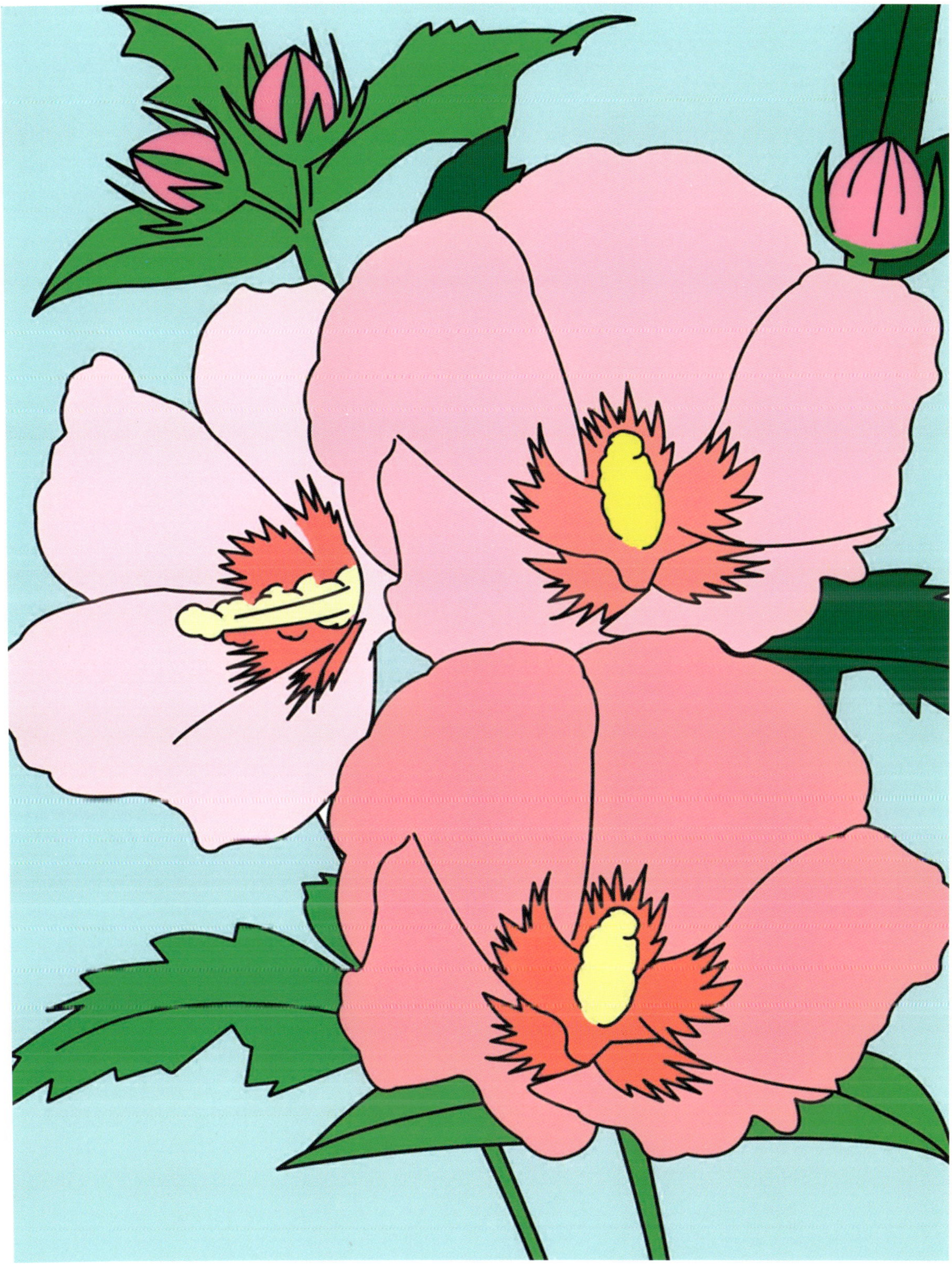

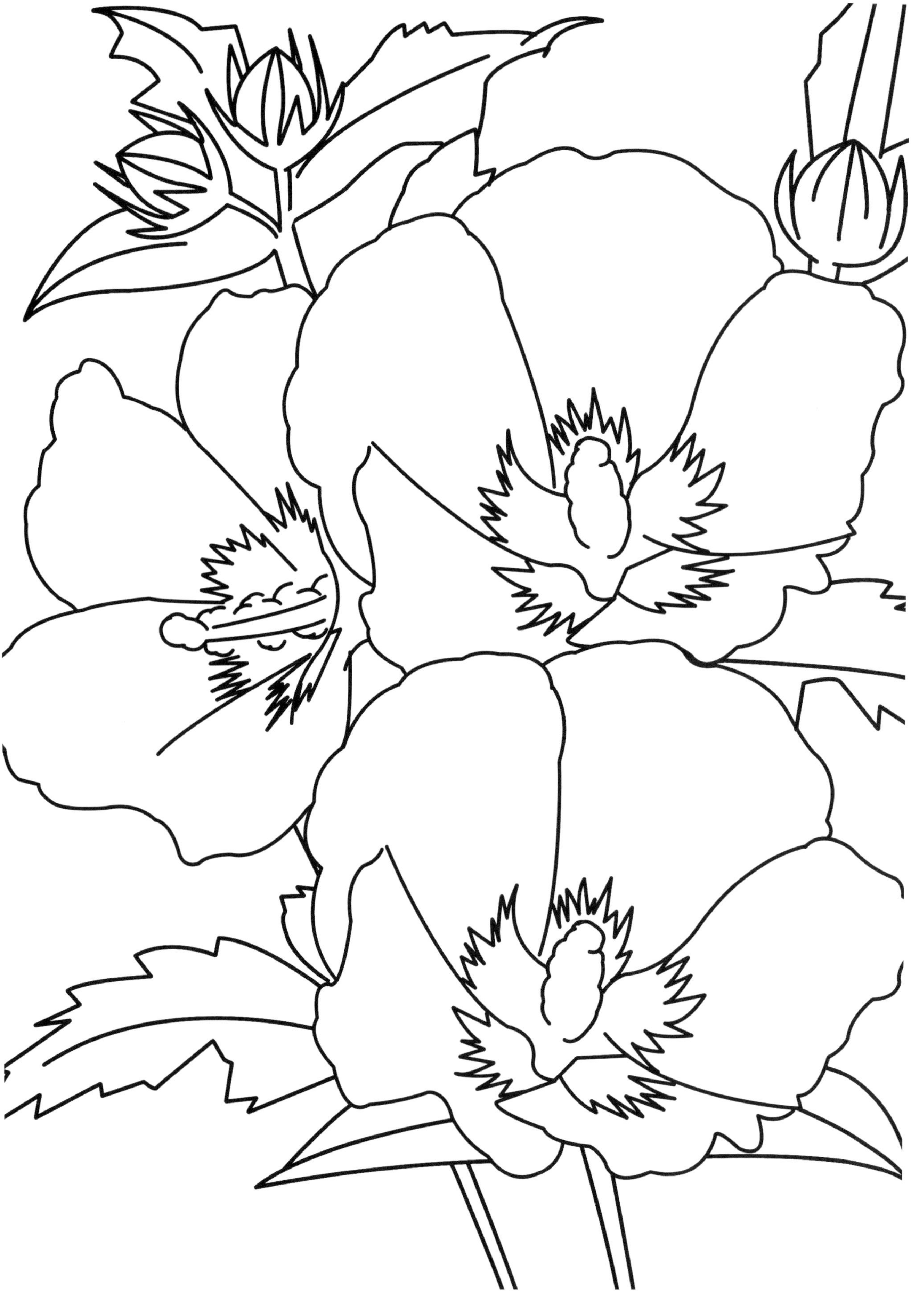

13. 토끼와 거북이

25
깃발

토끼와 거북이가 누가 빠른지 달리기 경주를 하려고 합니다. 달리기는 수많은 깃발을 모두 지나가야 합니다. 걸음이 느린 거북이는 쉬지 않고 꾸준하게 깃발을 지나갔습니다.

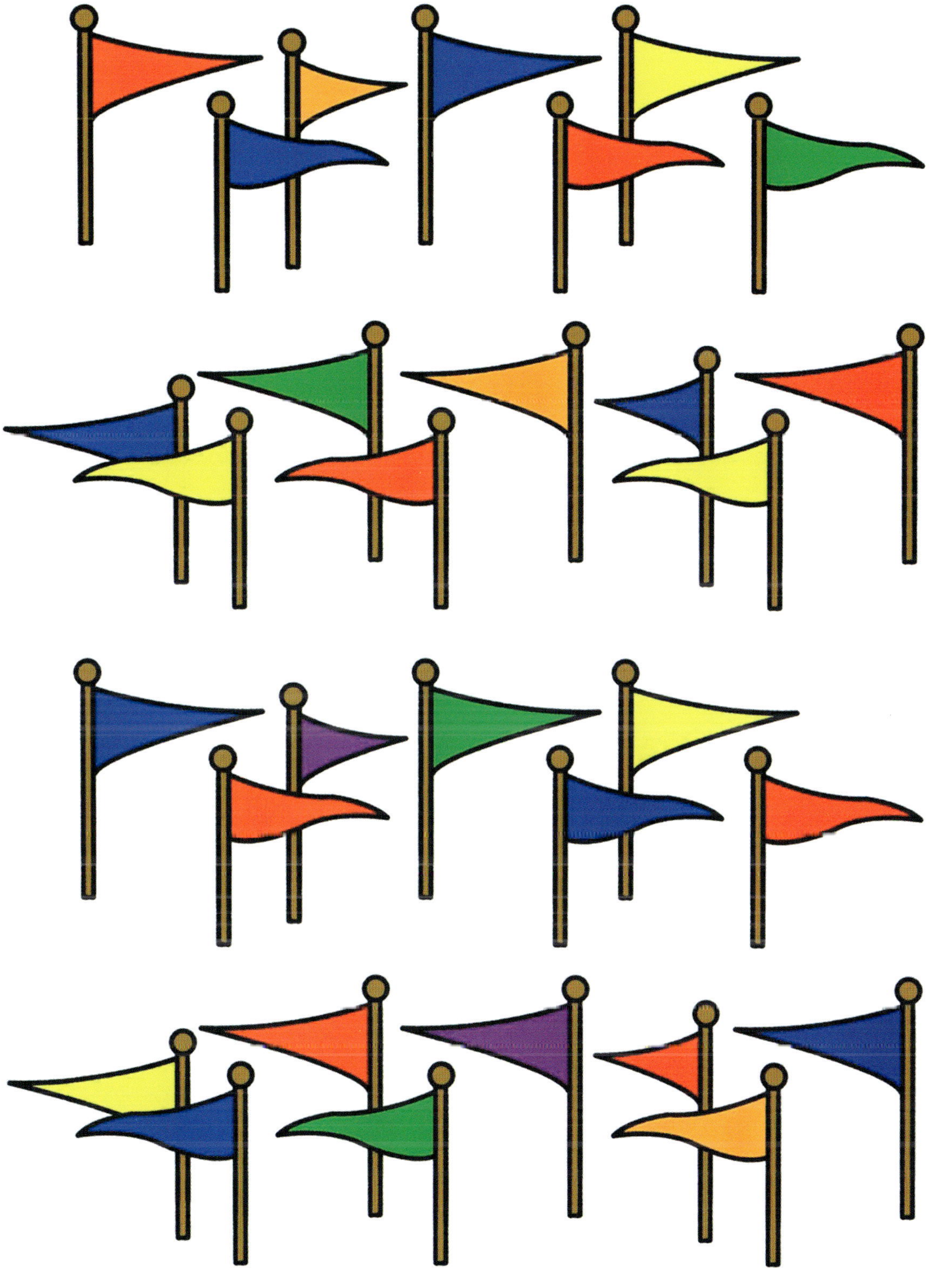

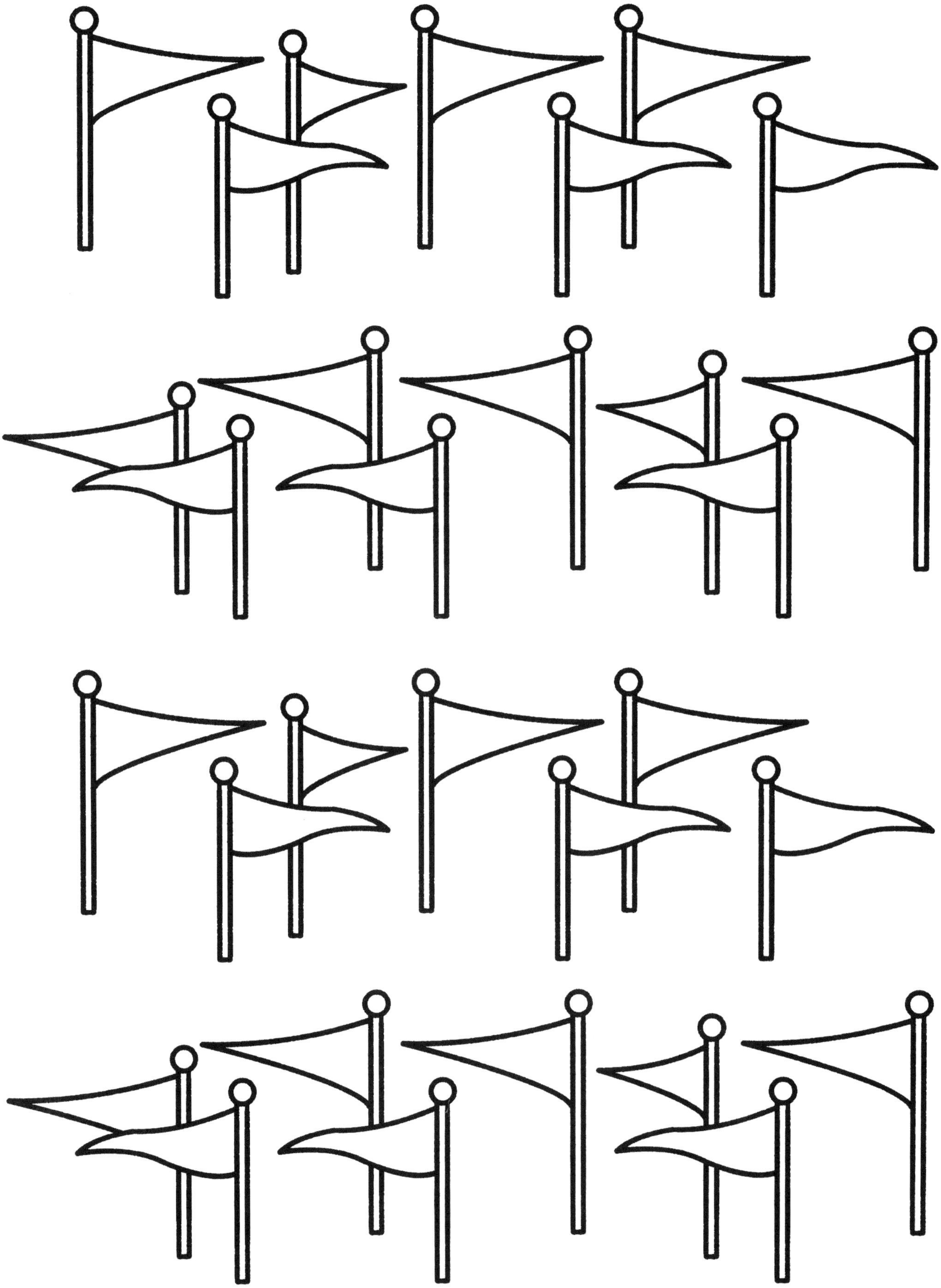

26

토끼의 낮잠

토끼는 앞서 달려가다가 거북이가 너무 뒤에 처진 것을 보고, '좀 쉬었다 가도 되겠네' 하며 여유를 부리다 깊은 꿈나라로 갔습니다.

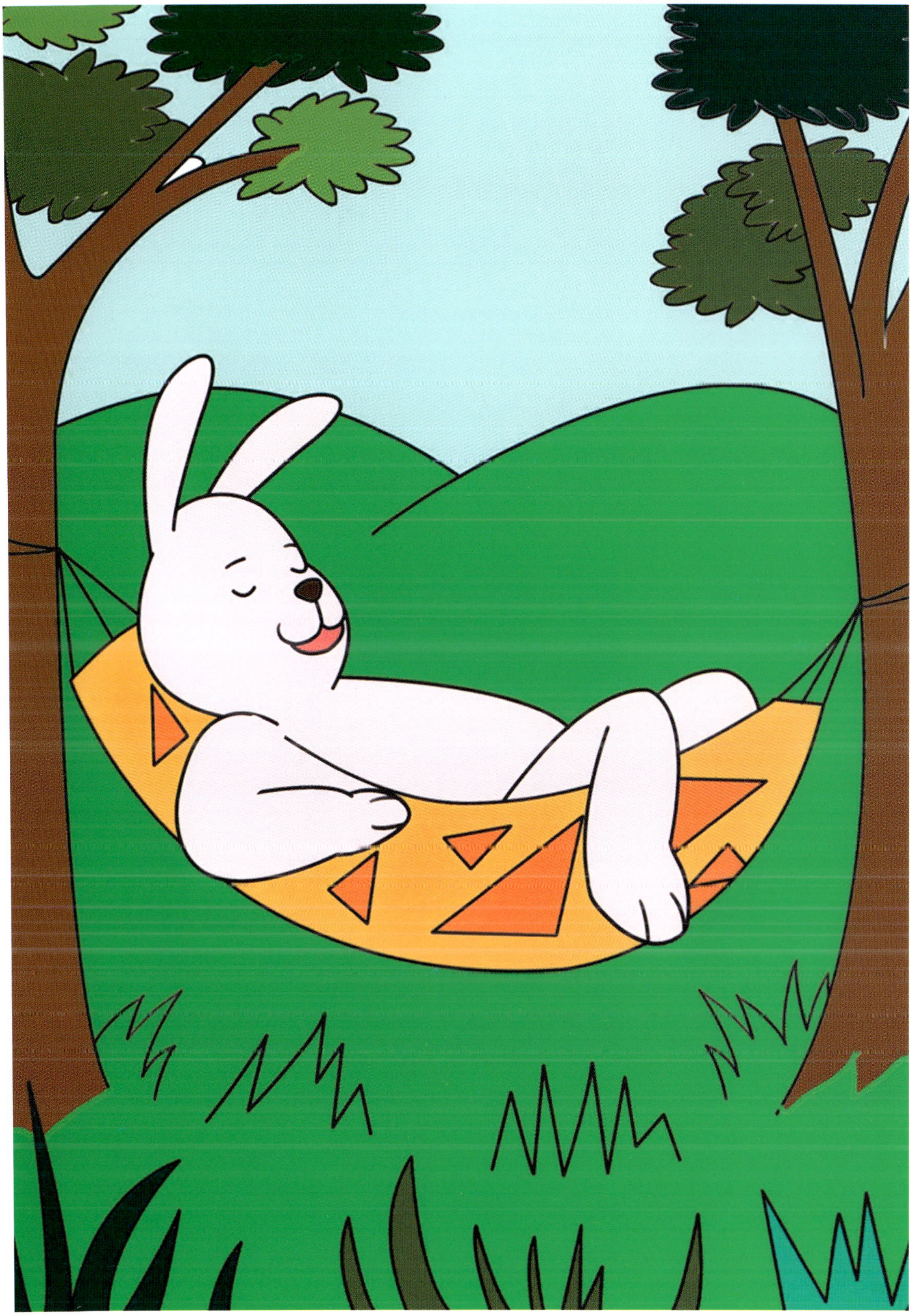

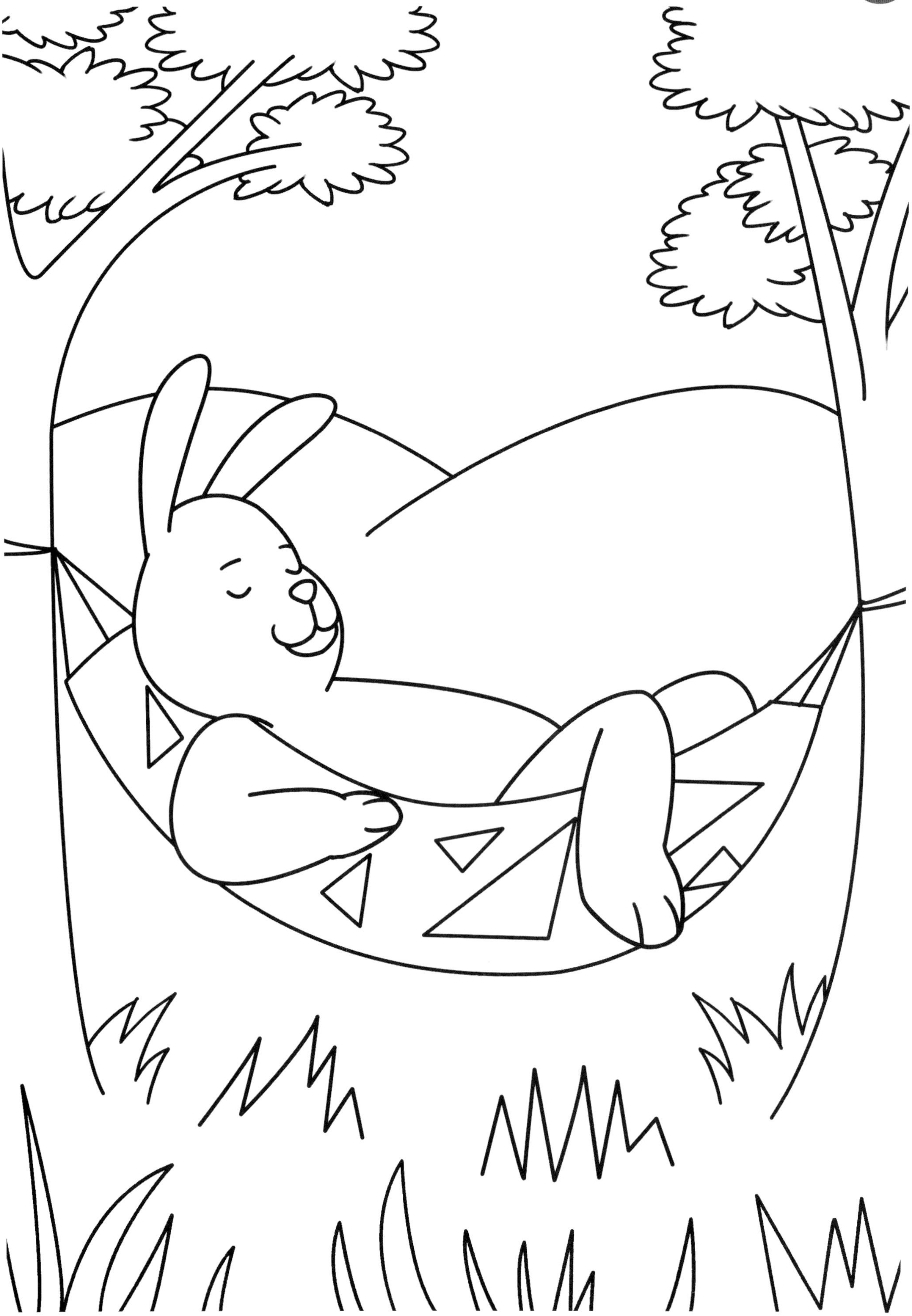

거북이 승리

토끼가 낮잠을 너무 오래 잤네요. 이미 거북이가 최종 깃발 앞에서 토끼를 기다리고 있습니다. 토끼가 있는 힘을 다해서 달려가지만 이미 거북이가 이겼습니다.

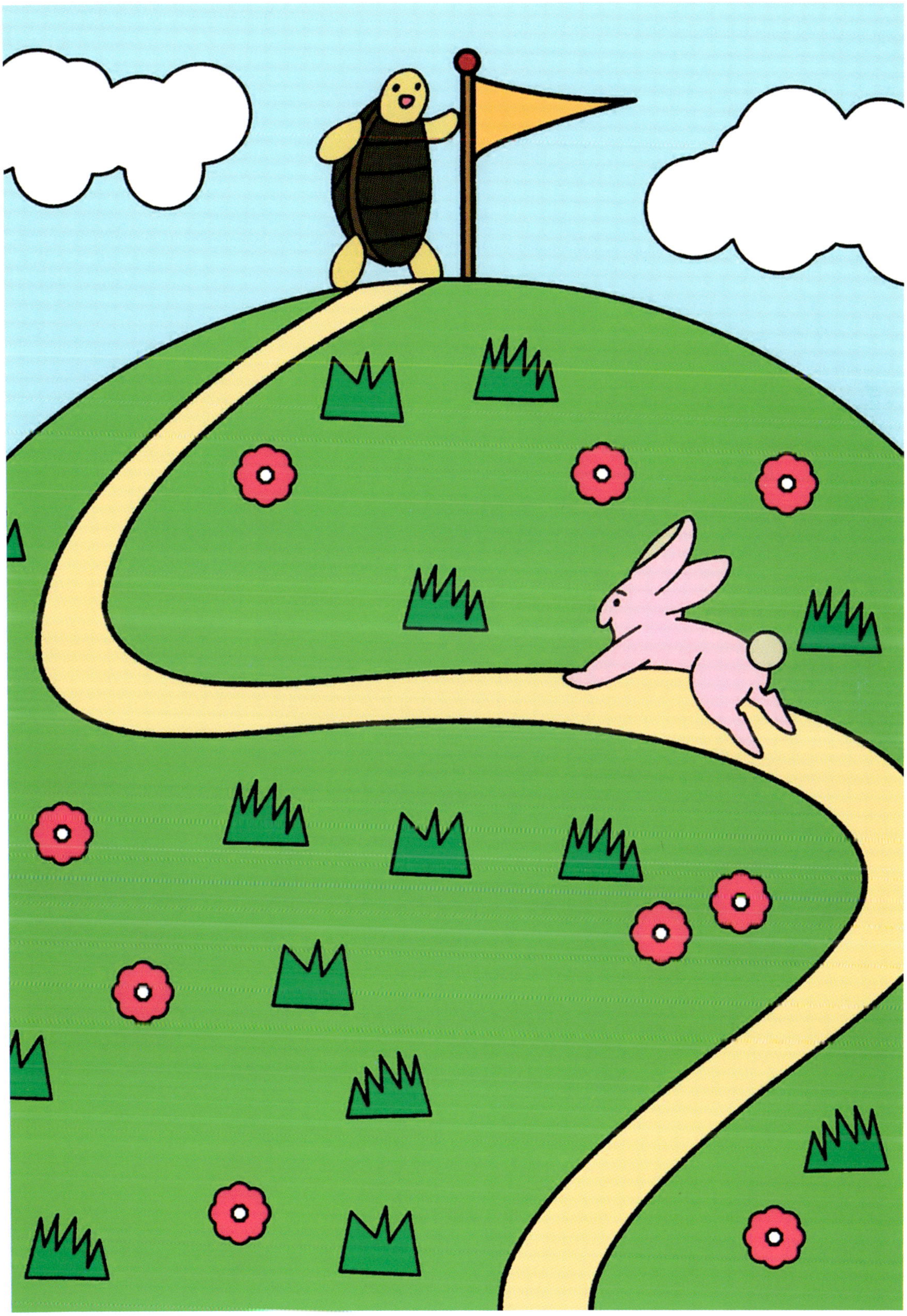

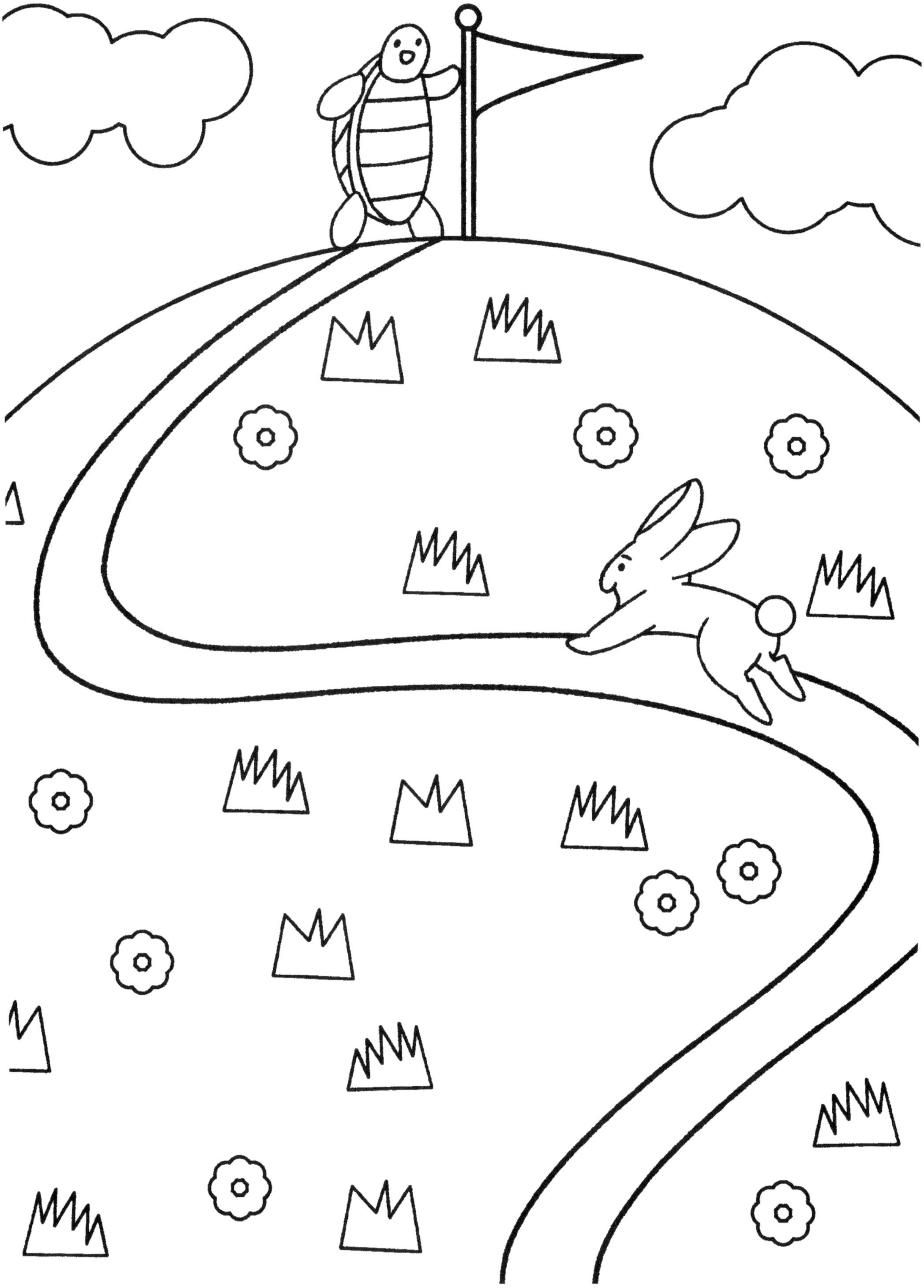

28

서울의 빌딩 숲

시골쥐는 서울쥐를 따라 서울로 왔습니다. 어마어마하게 큰 빌딩 숲을 보고 시골쥐는 깜짝 놀랐습니다.

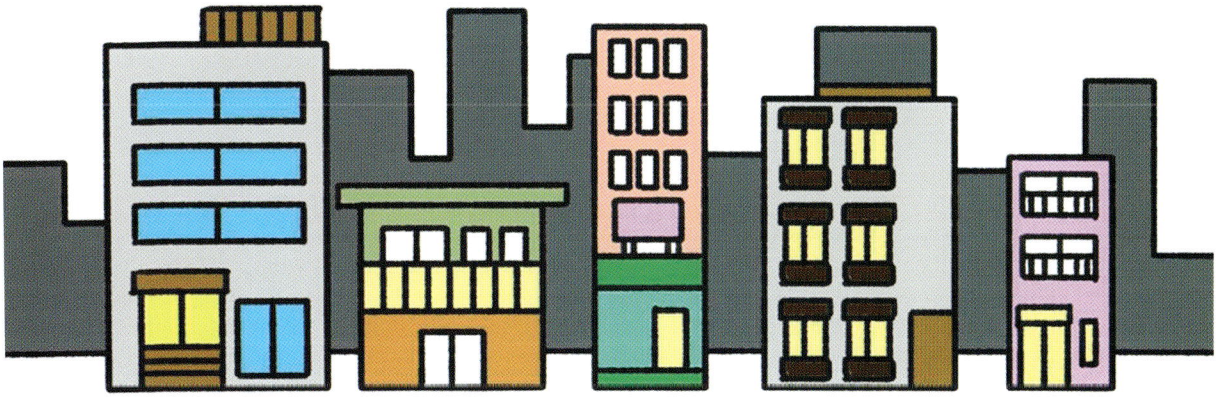

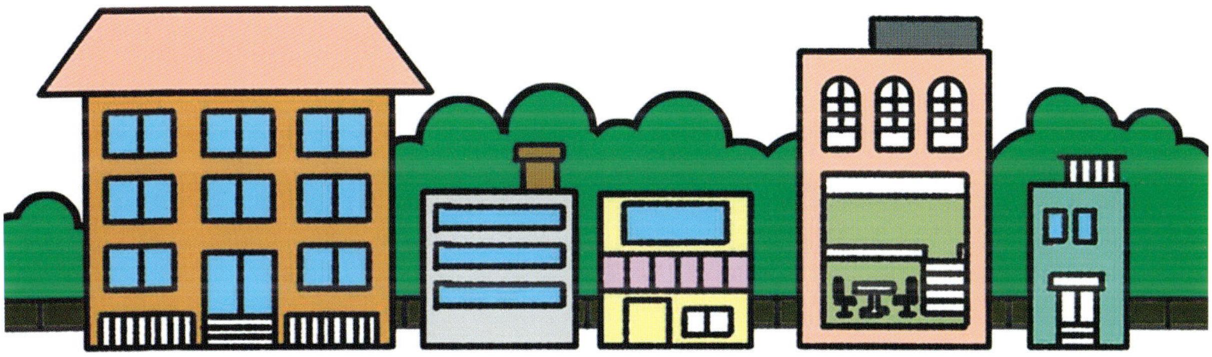

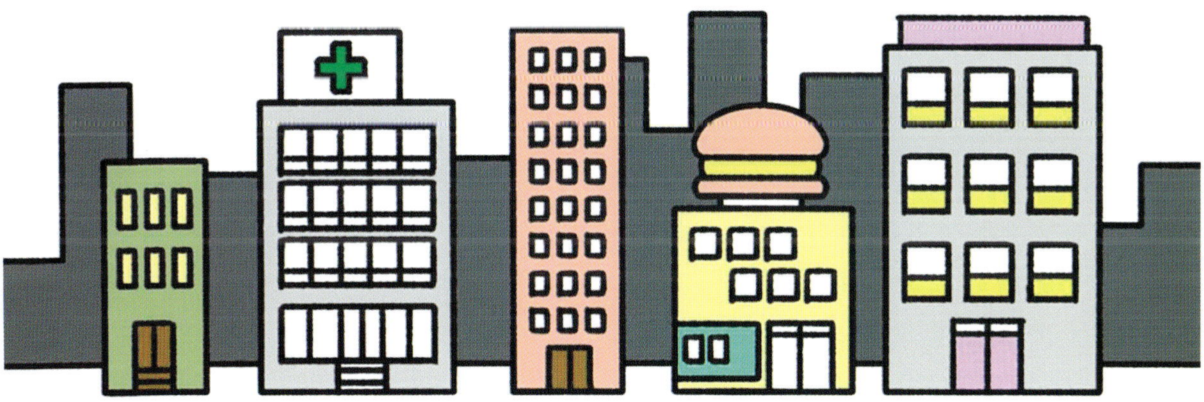

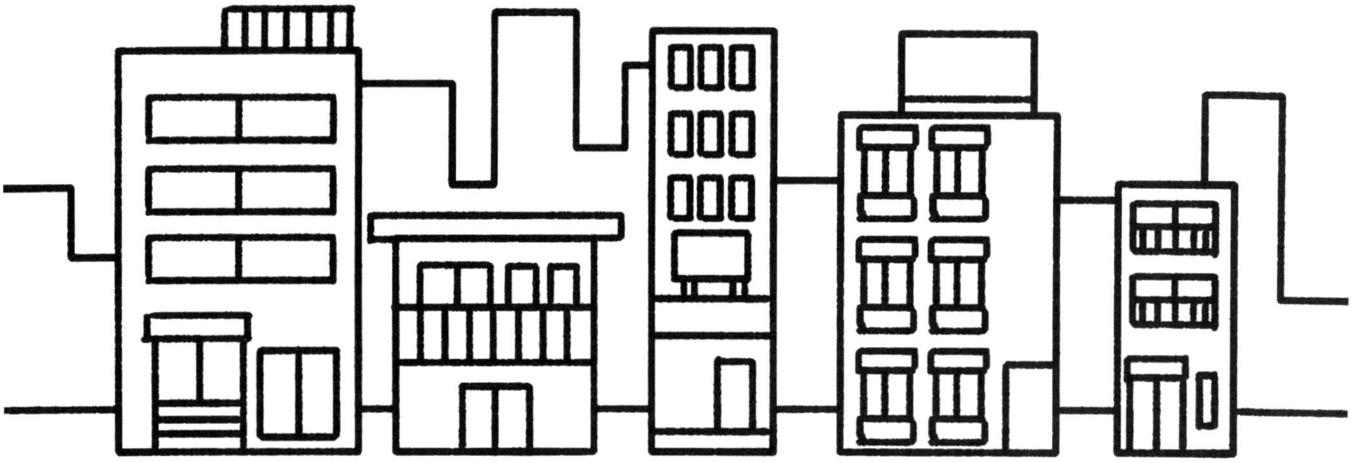

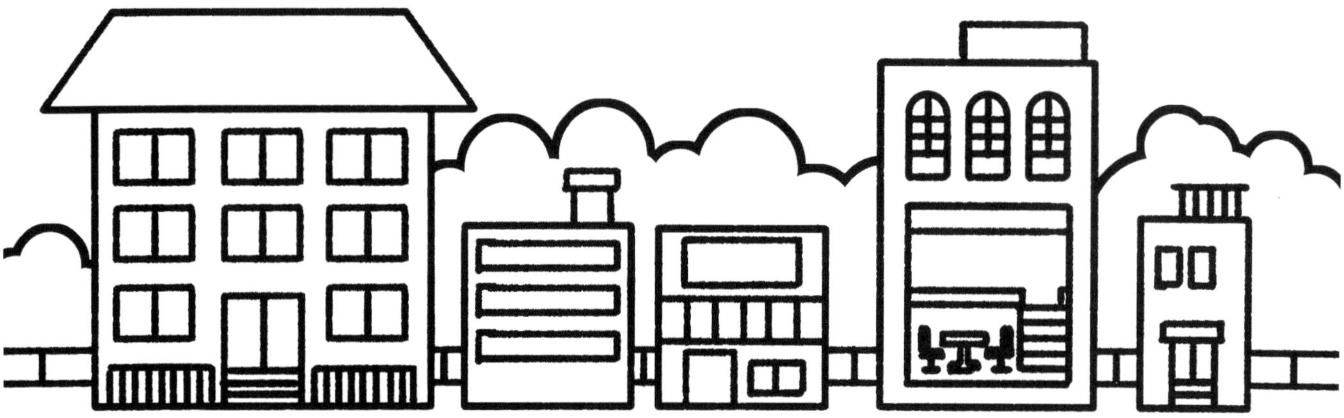

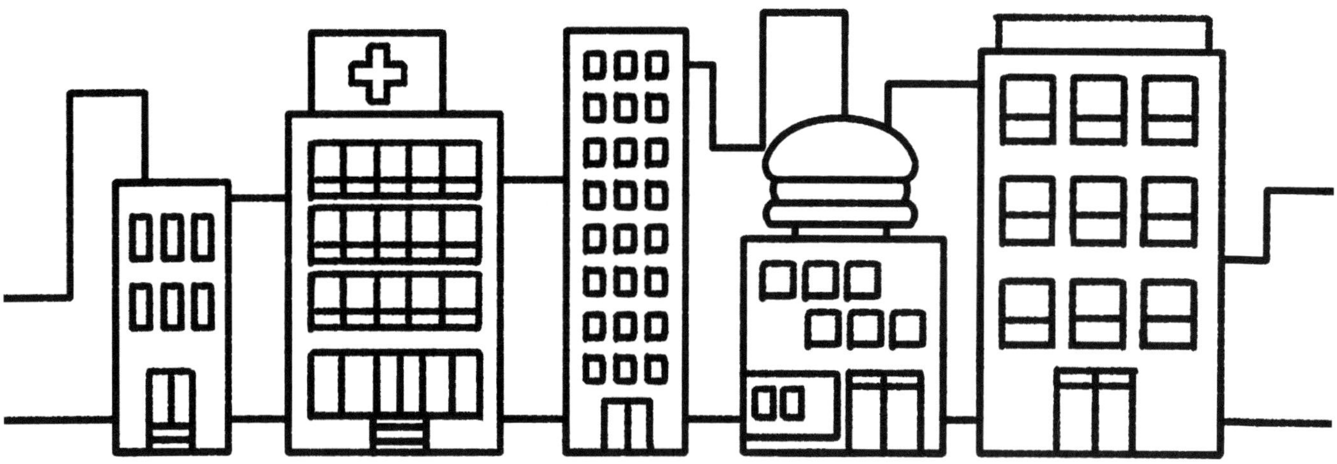

29

맛있는 케이크

딸기가 올려져 있는 케이크가 먹음직합니다. 시골쥐는 이 케이크를 먹을 수 있을까요?

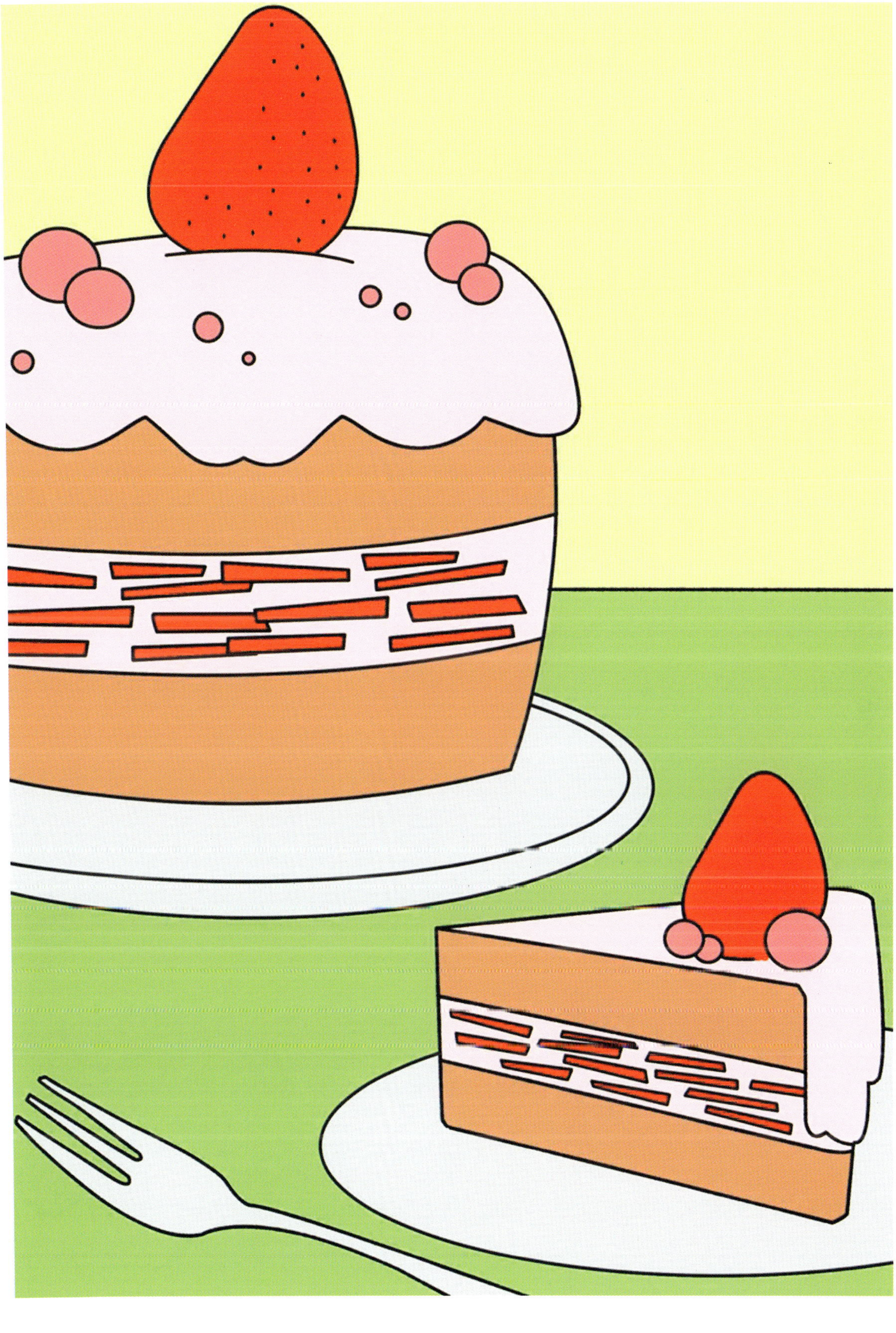

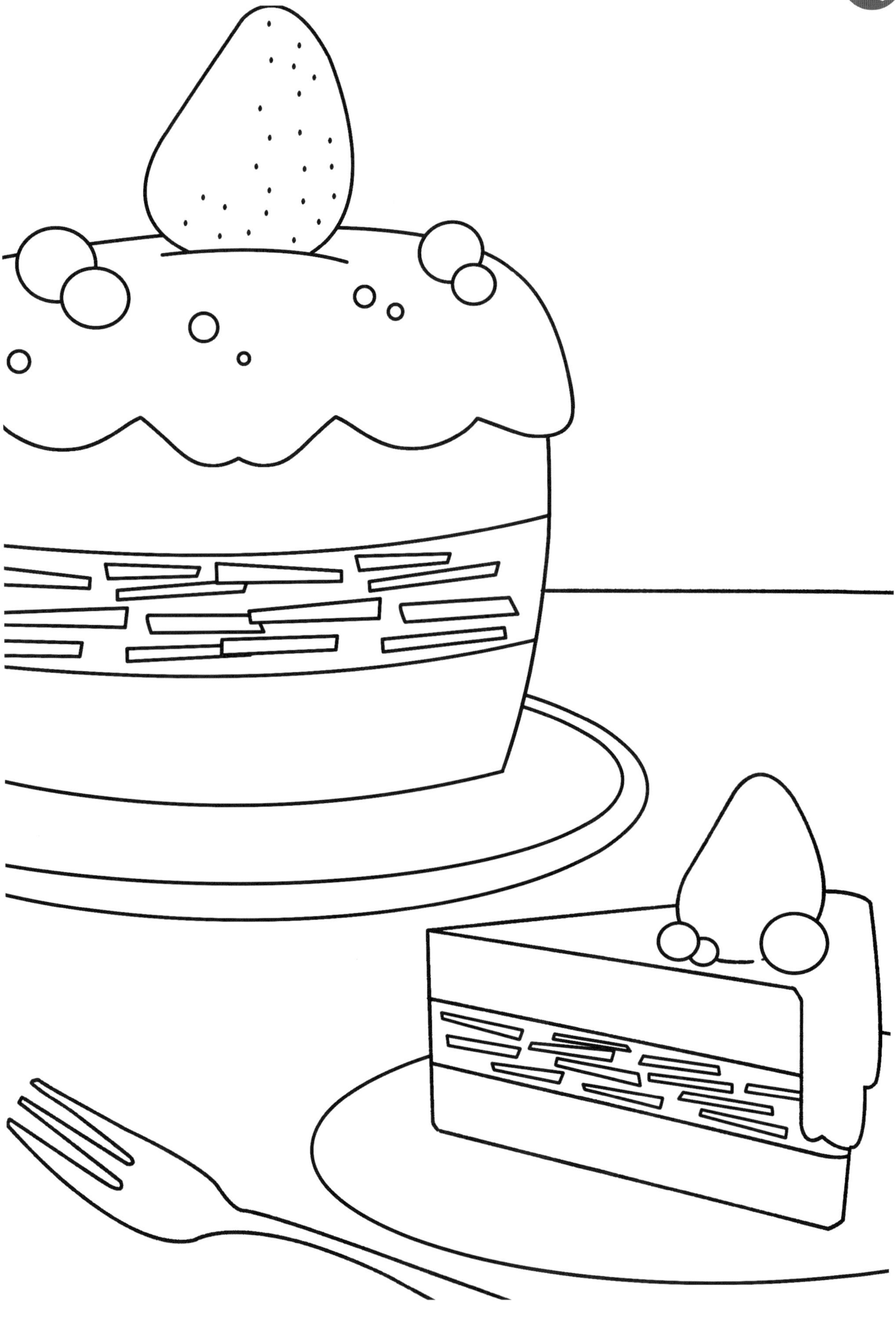

15. 미운 오리 새끼

30

오리새끼들

유난히 큰 알에서 태어난 새끼 오리가 보통의 오리들과 다르게 생겼다는 이유로 다른 오리들에게 괴롭힘을 당합니다. 오리들이 연못에서 헤엄치고 있습니다.

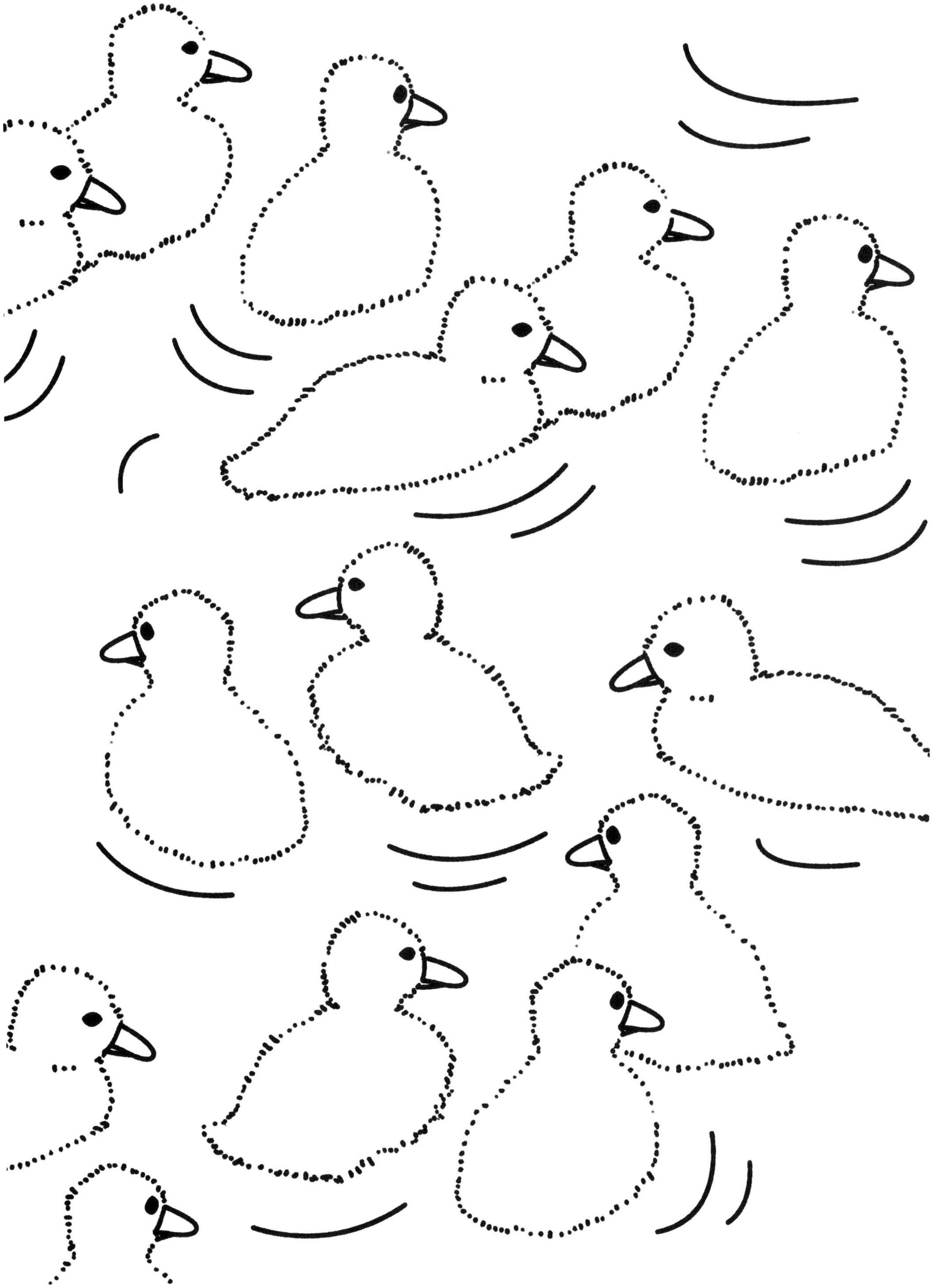

31

백조가 된 오리

미움을 받고 오리 무리에서 버려진 미운 오리 새끼는 온갖 고통을 모두 견뎌내고 드디어 백조가 되었습니다. 백조가 된 미운 오리 새끼가 친구들과 한가로이 헤엄을 치고 있습니다.

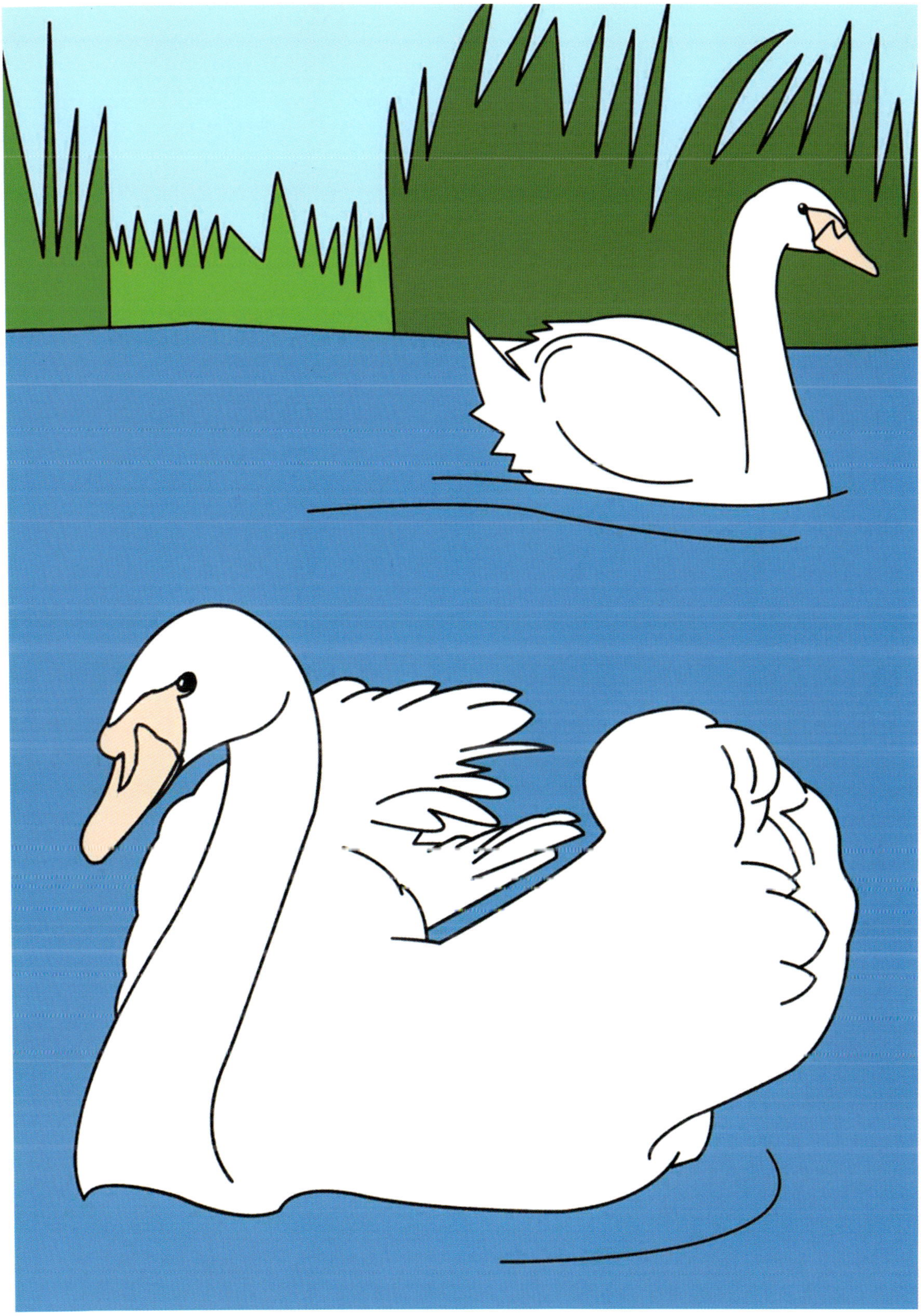

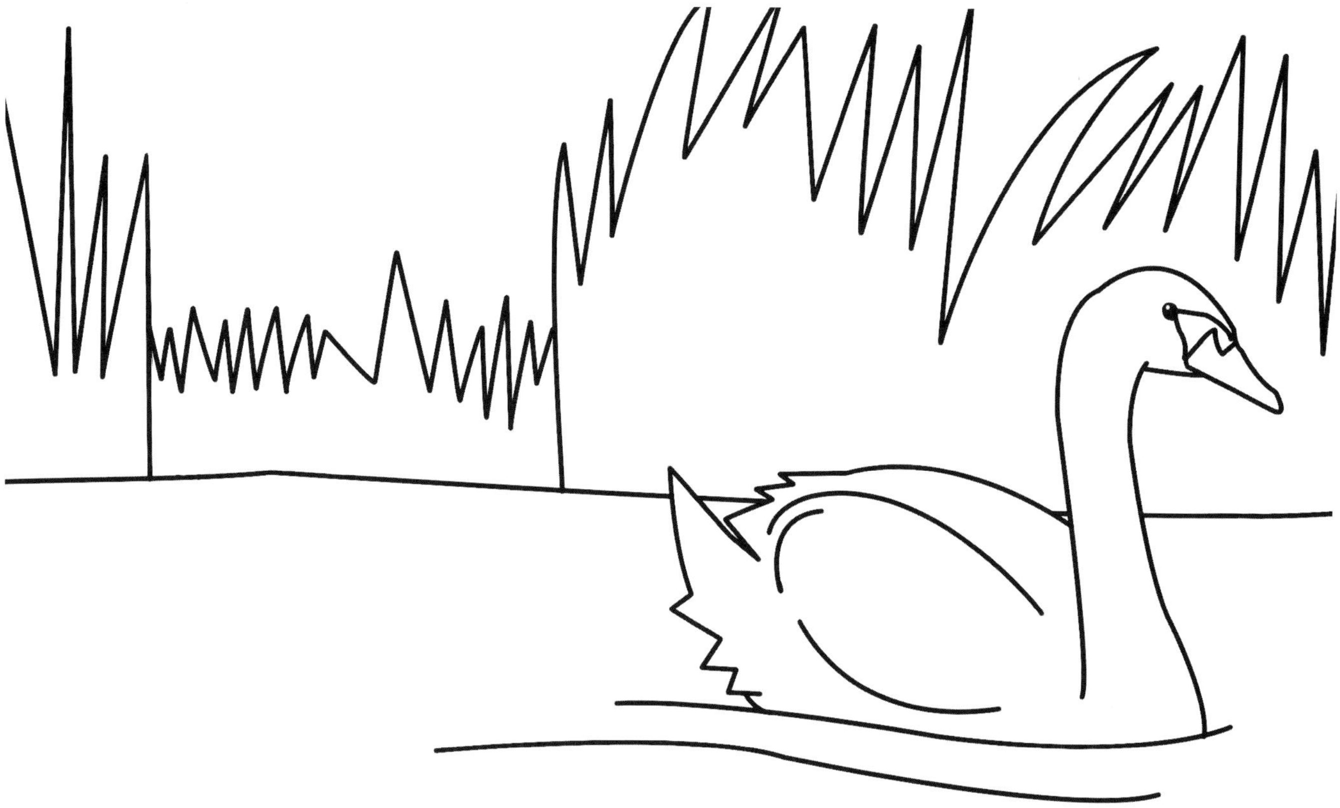

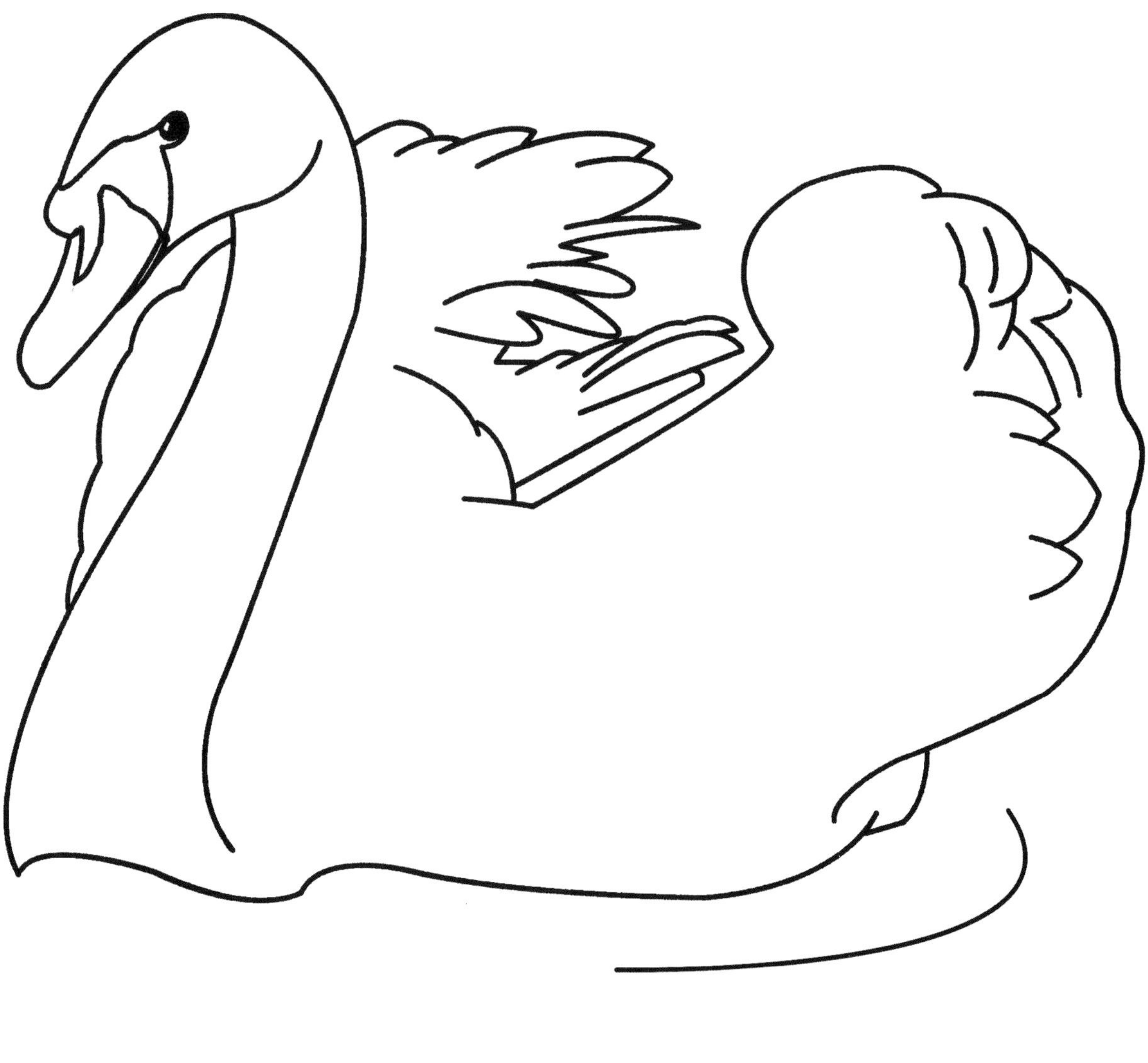

32

복숭아 동자

거대한 복숭아가 강을 따라 떠내려가고 있습니다. 빨래를 하던 자식 없는 노부부에게 발견되고, 그녀와 남편이 그것을 먹으려고 열어보자 안에서 어린 아이가 나왔습니다.

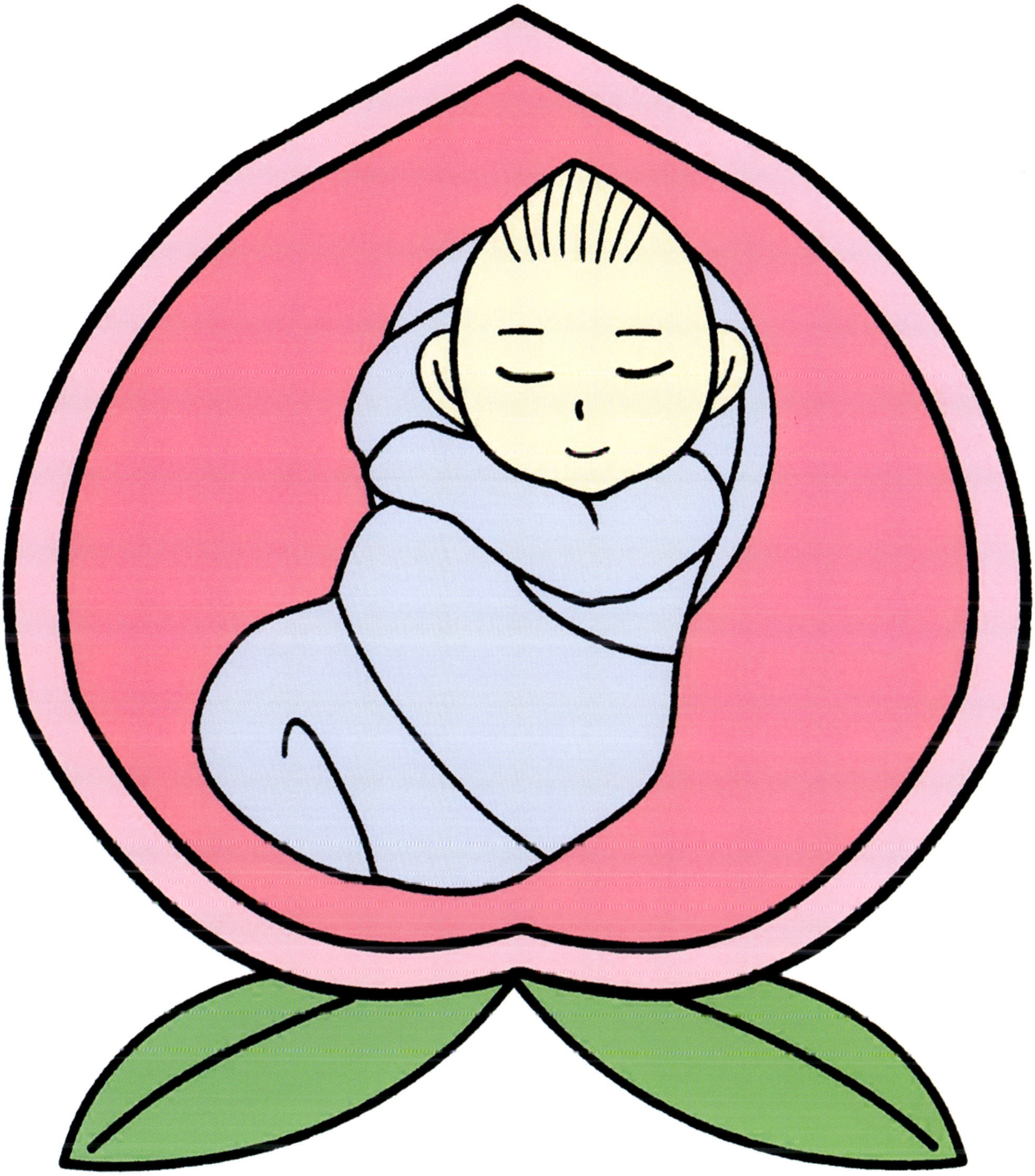

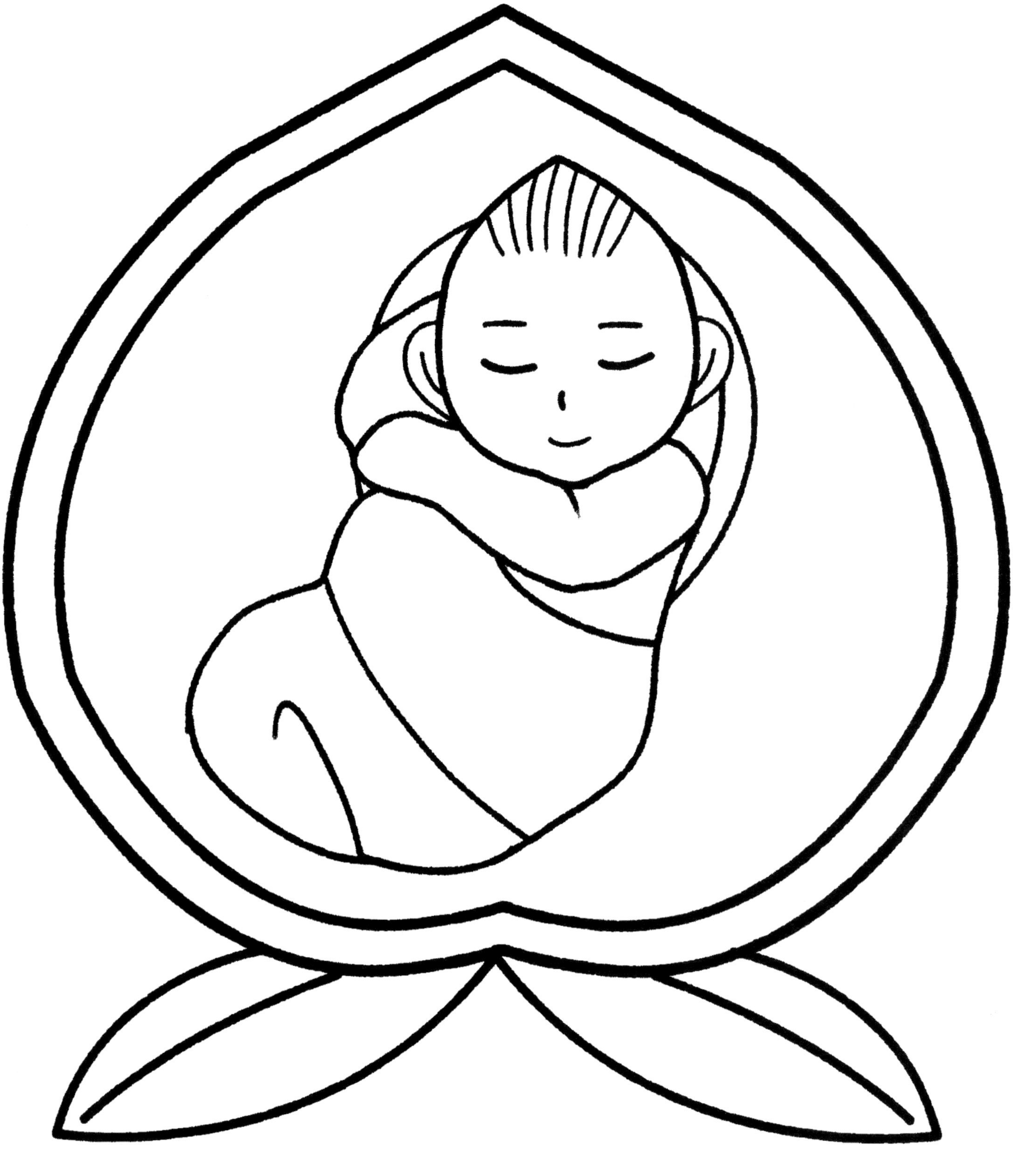

33

복숭아 여행

물결 따라 복숭아들이 떠내려가고 있습니다. 복숭아의 색을 다양하게 칠해보세요.

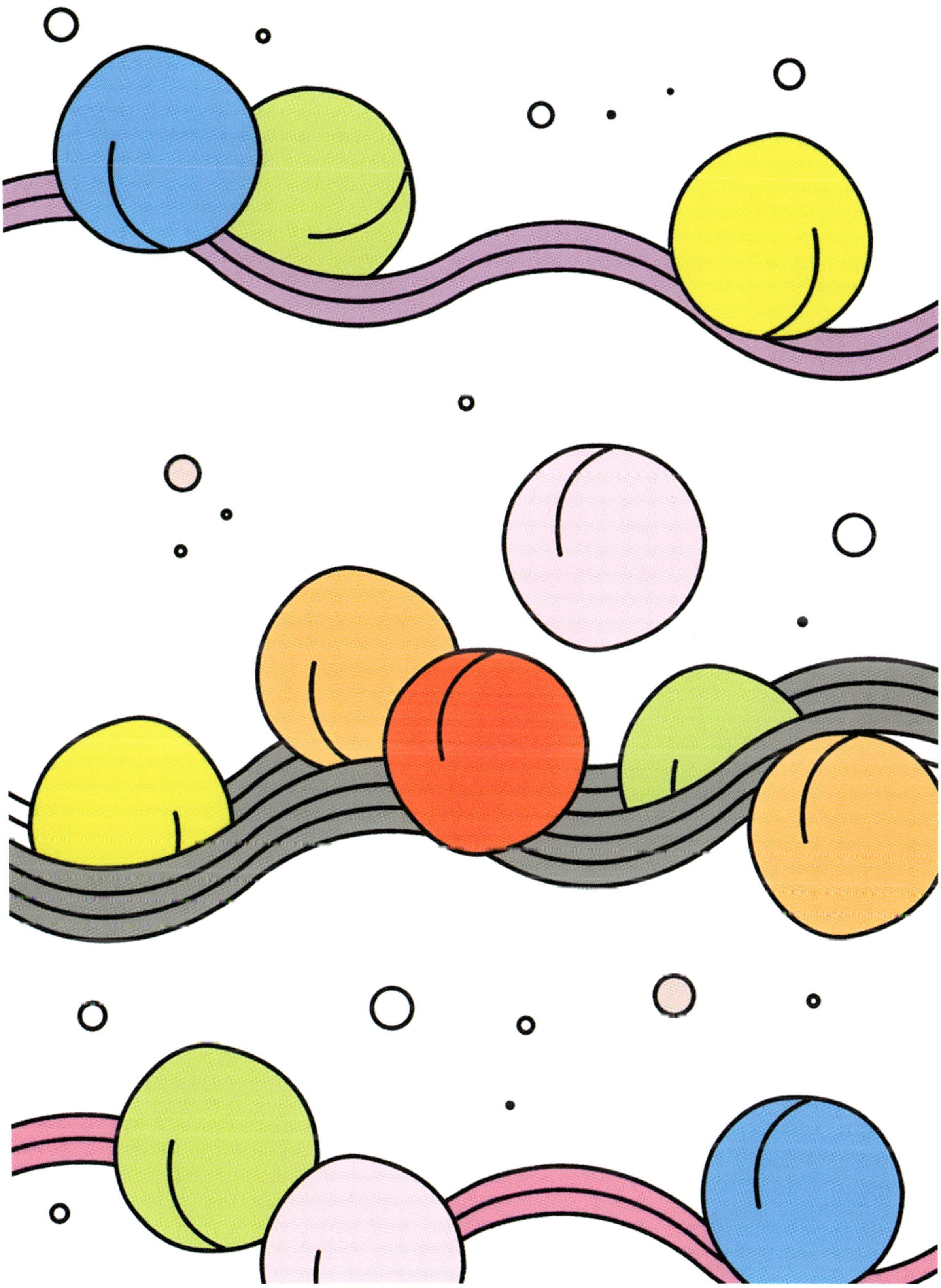

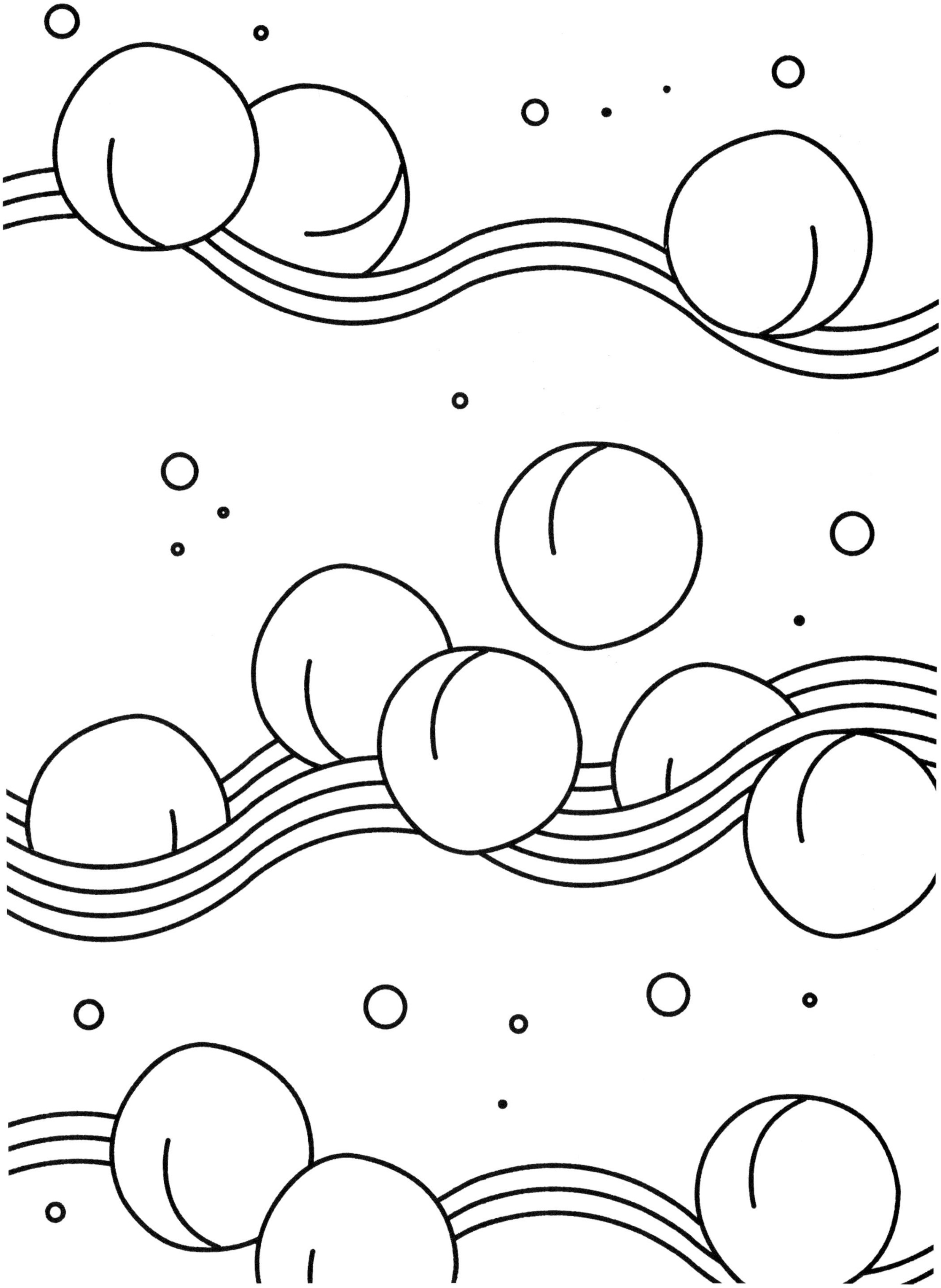

34
경단

아기가 태어나고 백일이나 돌이 되면 경단을 해서 예를 표하고 이웃들과 나눠먹었습니다. 찹쌀을 익반죽한 경단은 여러 가지 색의 고물을 묻혀서 색을 내었습니다. 먹고 싶은 경단의 색을 칠해보세요.

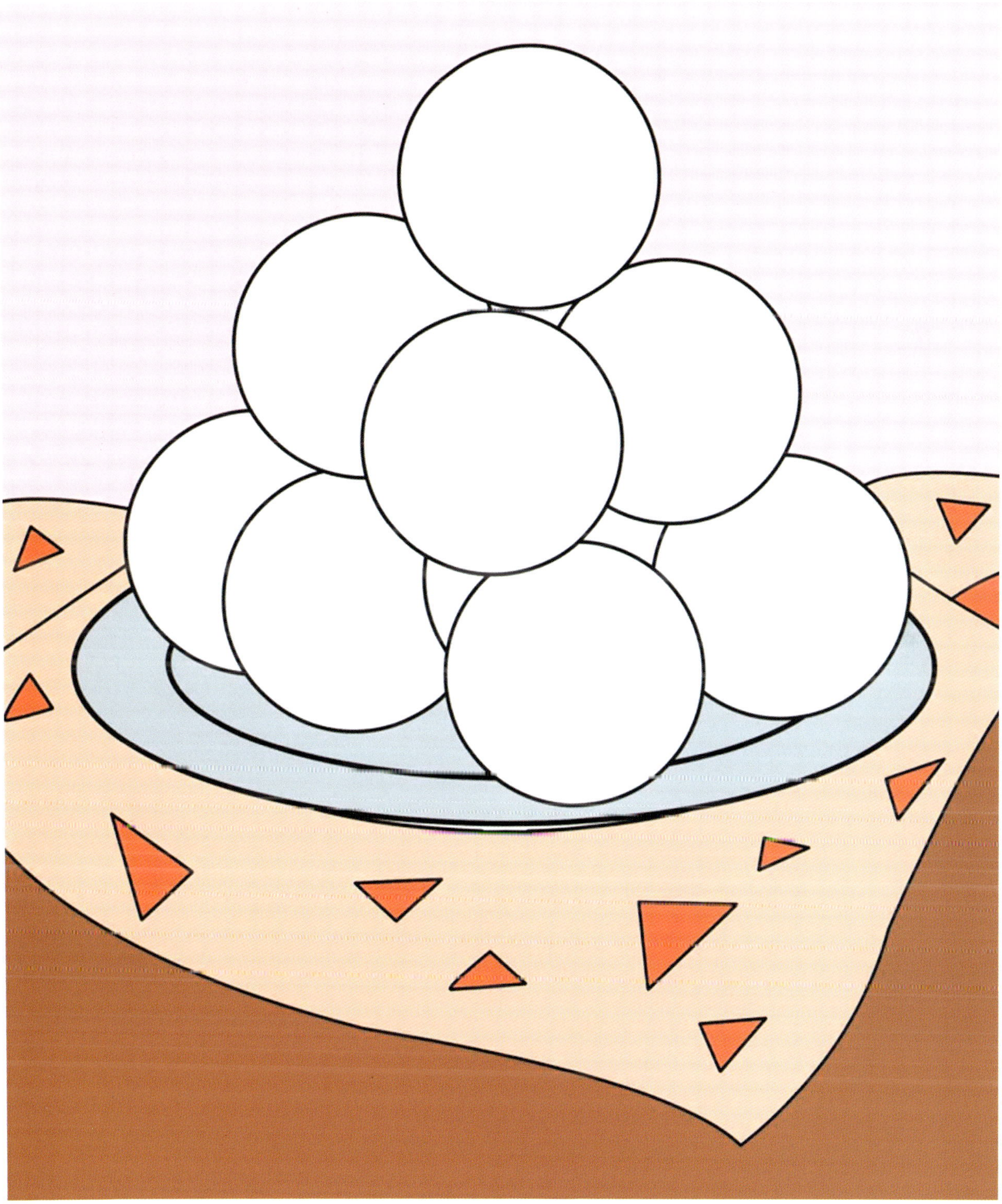

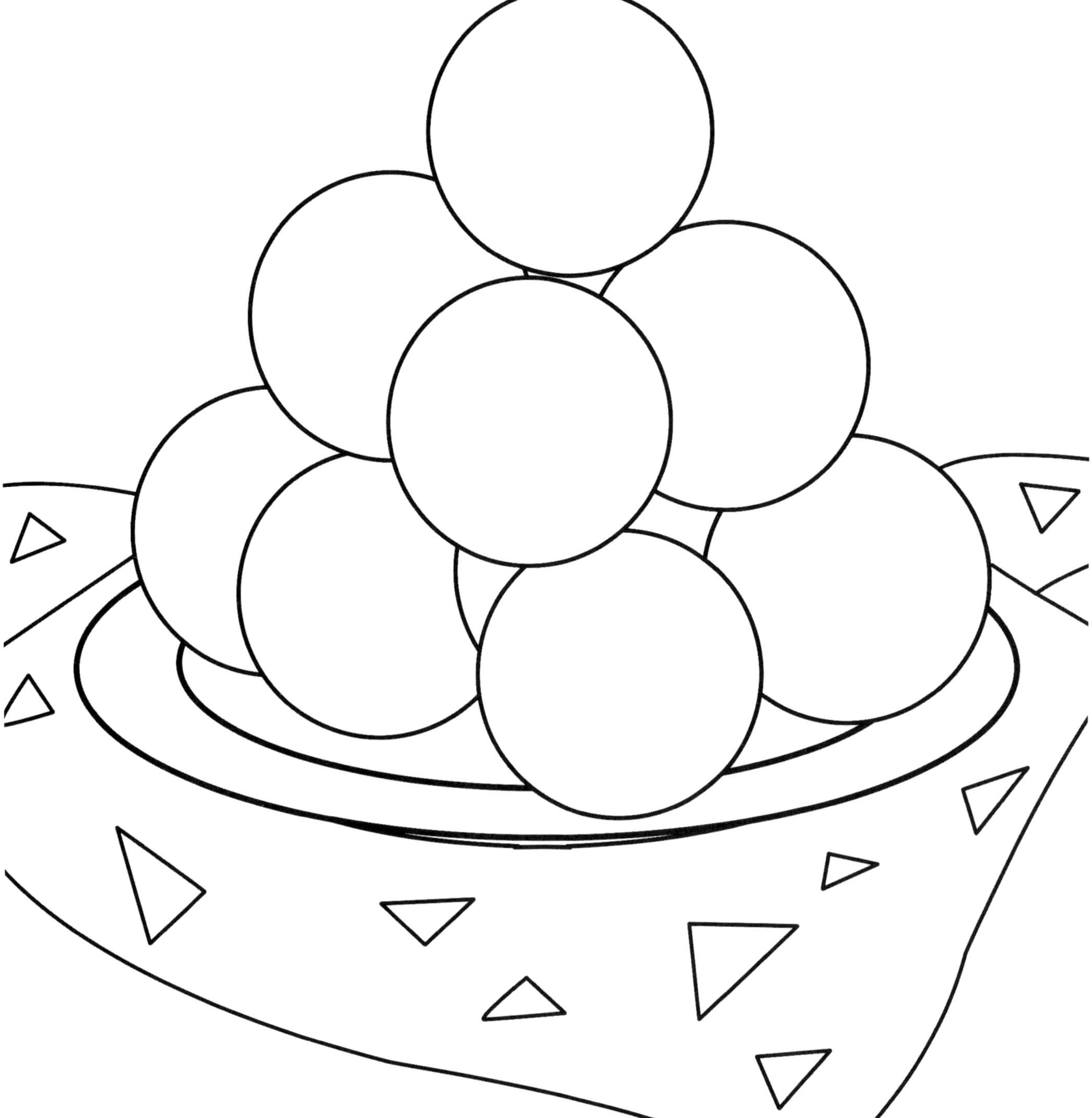

35

높은 탑

마녀가 라푼젤을 데려가 높은 탑에 가뒀습니다. 이 탑은 계단이 없어 라푼젤의 황금빛 머리카락을 사다리 삼아 올라갈 수밖에 없습니다.

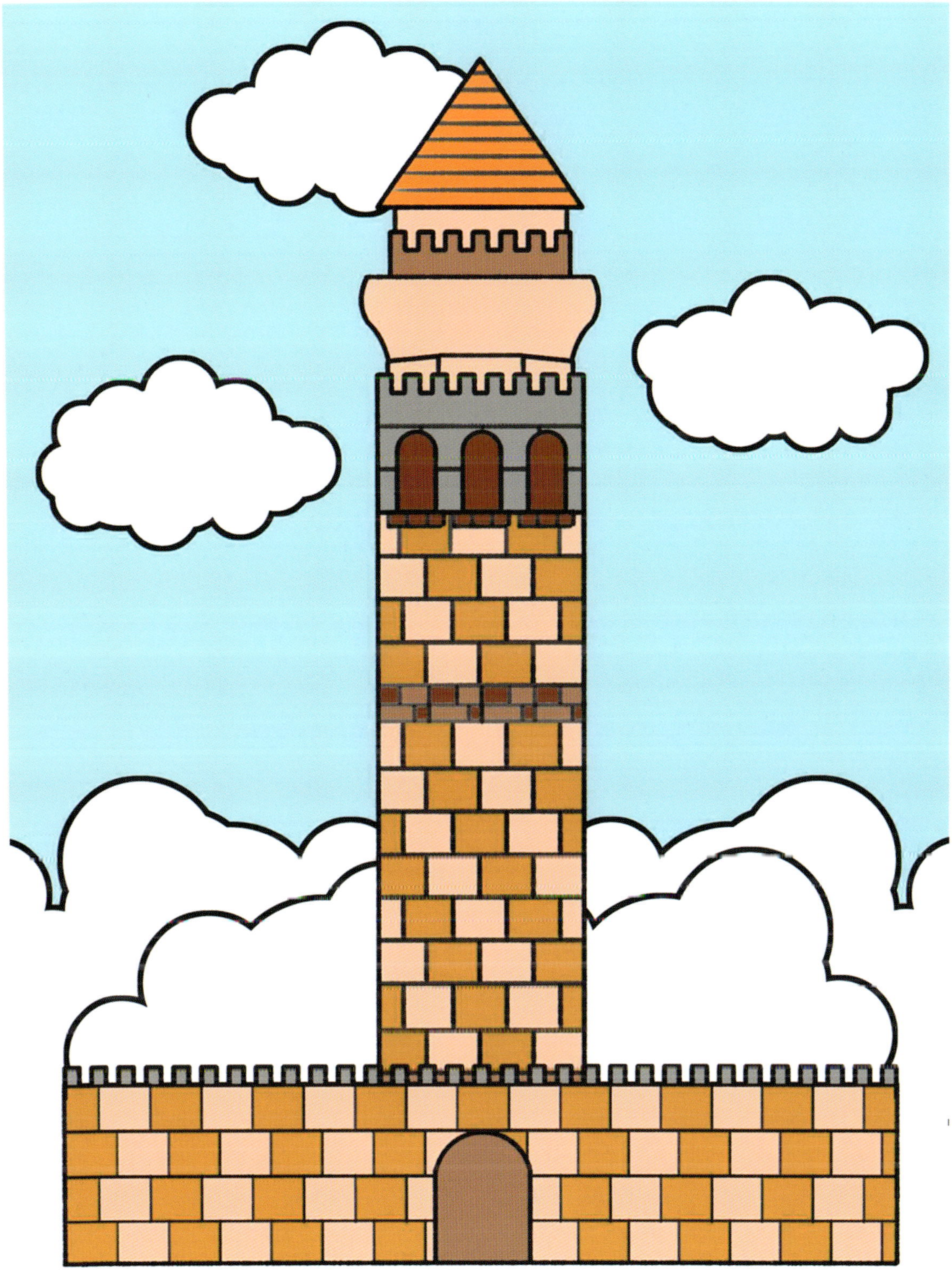

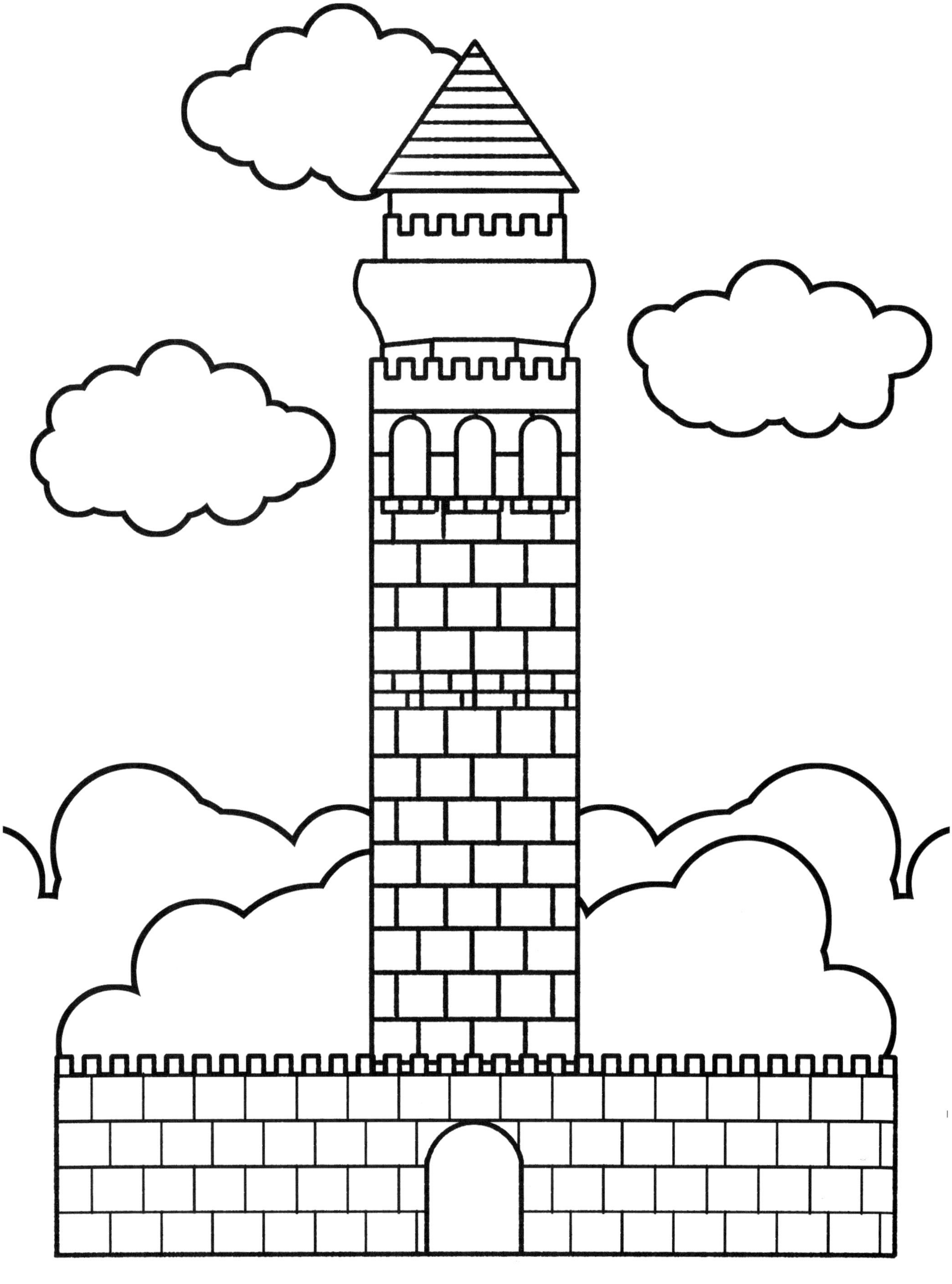

36

꽃목걸이

마녀에게 온갖 고통을 받은 라푼젤과 장님이 된 왕자는 다시 만나 행복하게 살게 됩니다. 왕자가 라푼젤에게 걸어준 꽃목걸이를 예쁘게 색칠해보세요.

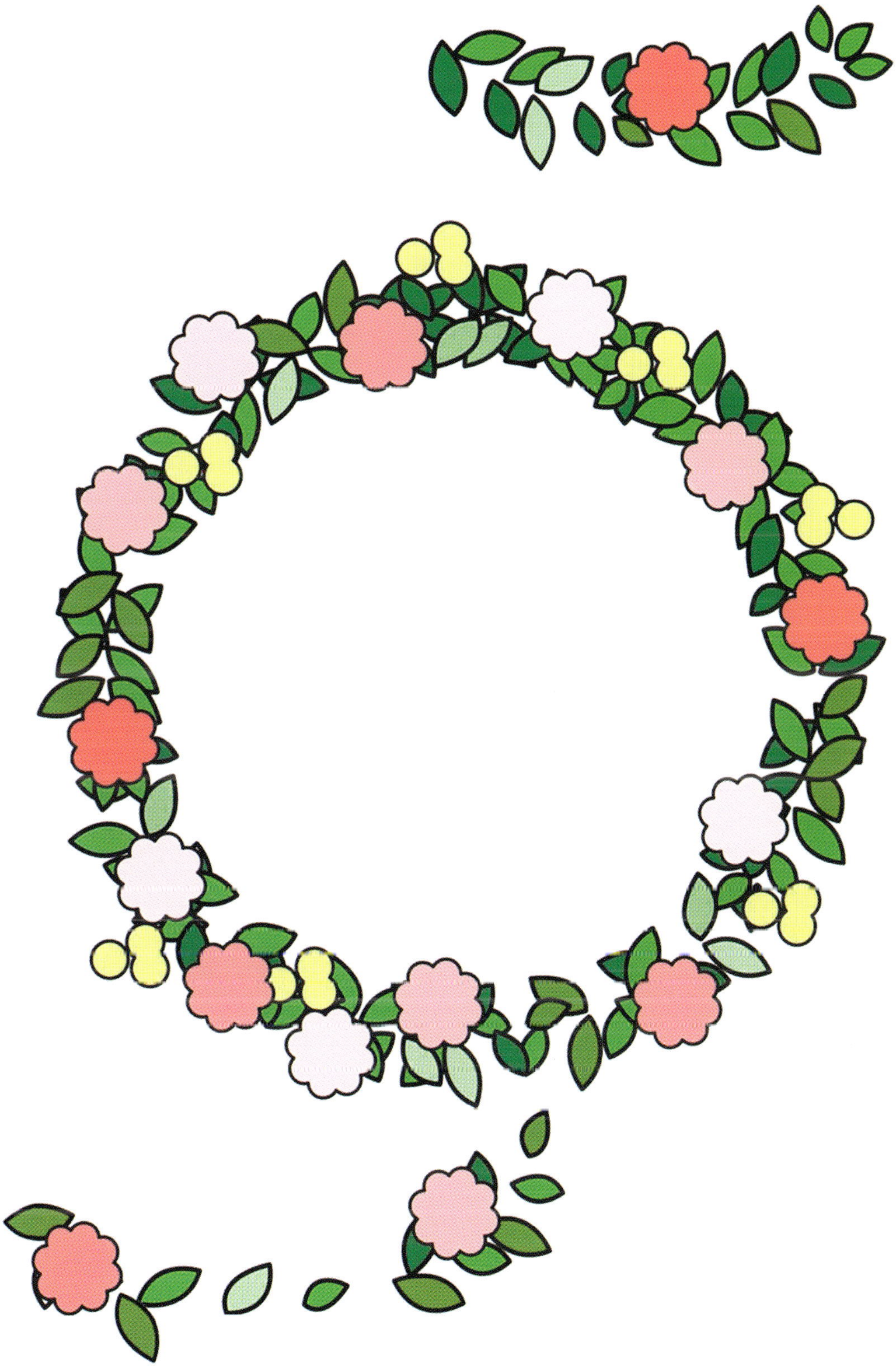

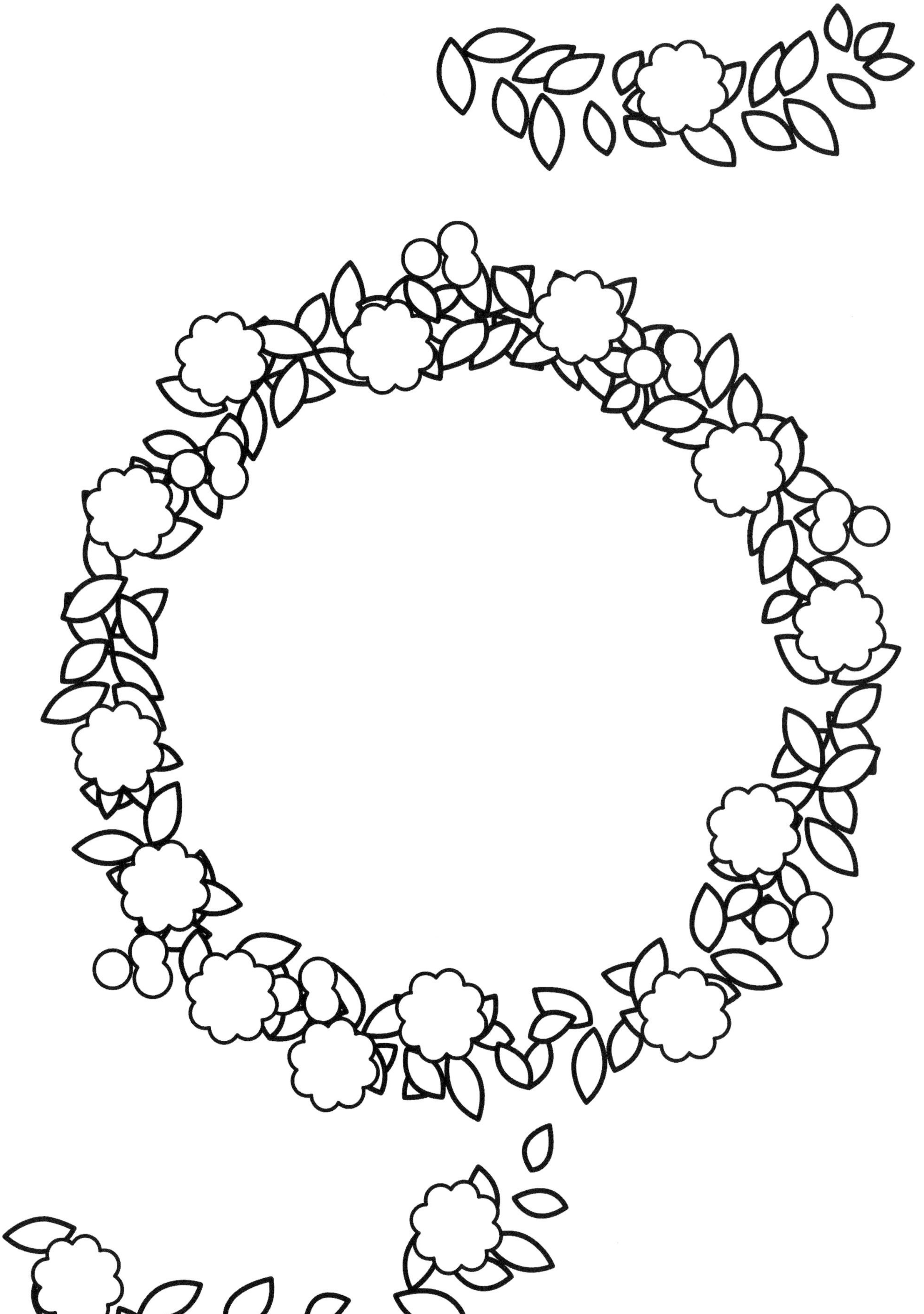

37

까마귀와 까치

소를 모는 견우와 베를 짜는 직녀는 1년 중에 칠월칠석 하루만 만날 수 있답니다. 견우와 직녀를 위해 까마귀와 까치가 서로 몸을 잇대어 은하수에 오작교라는 다리를 놓아줍니다.

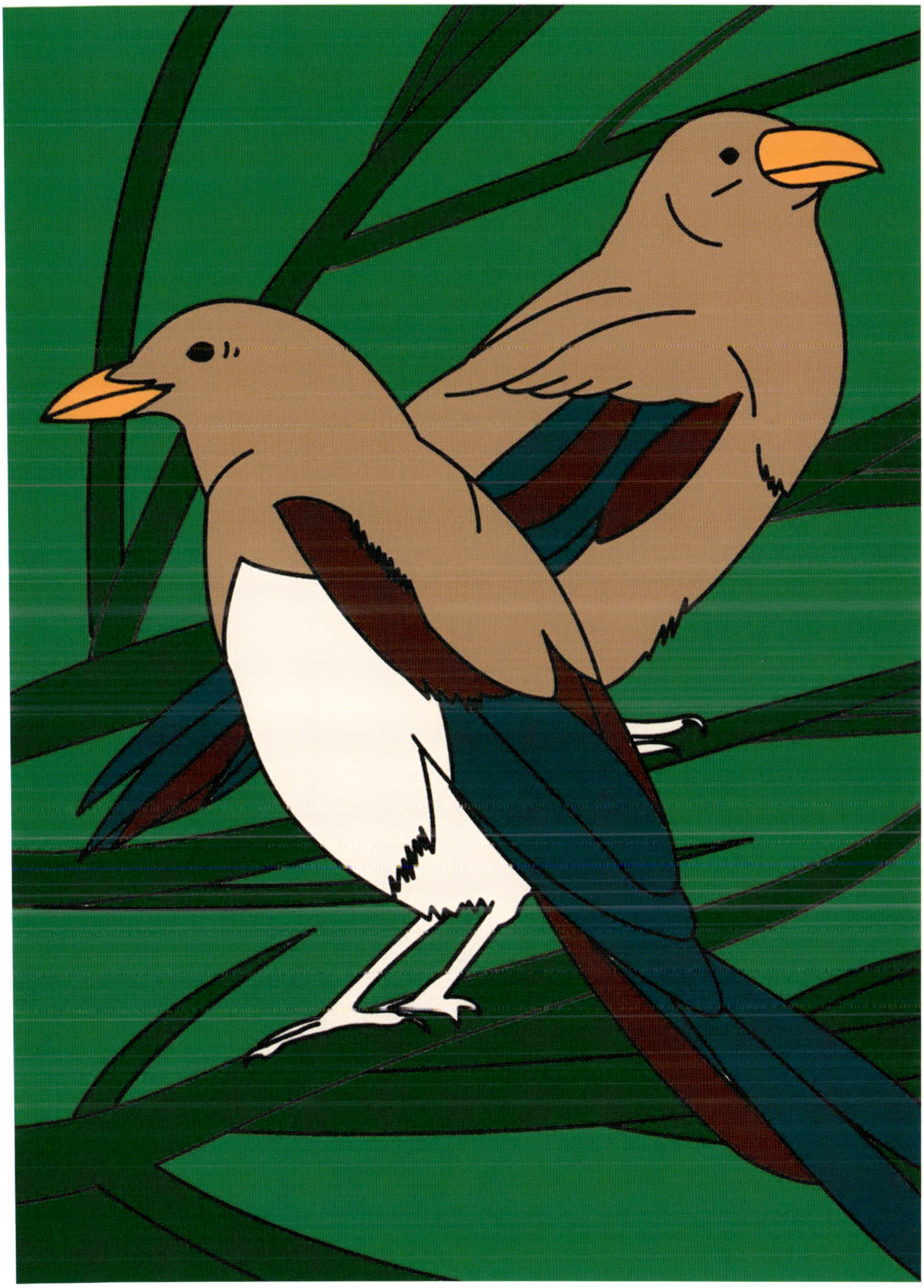

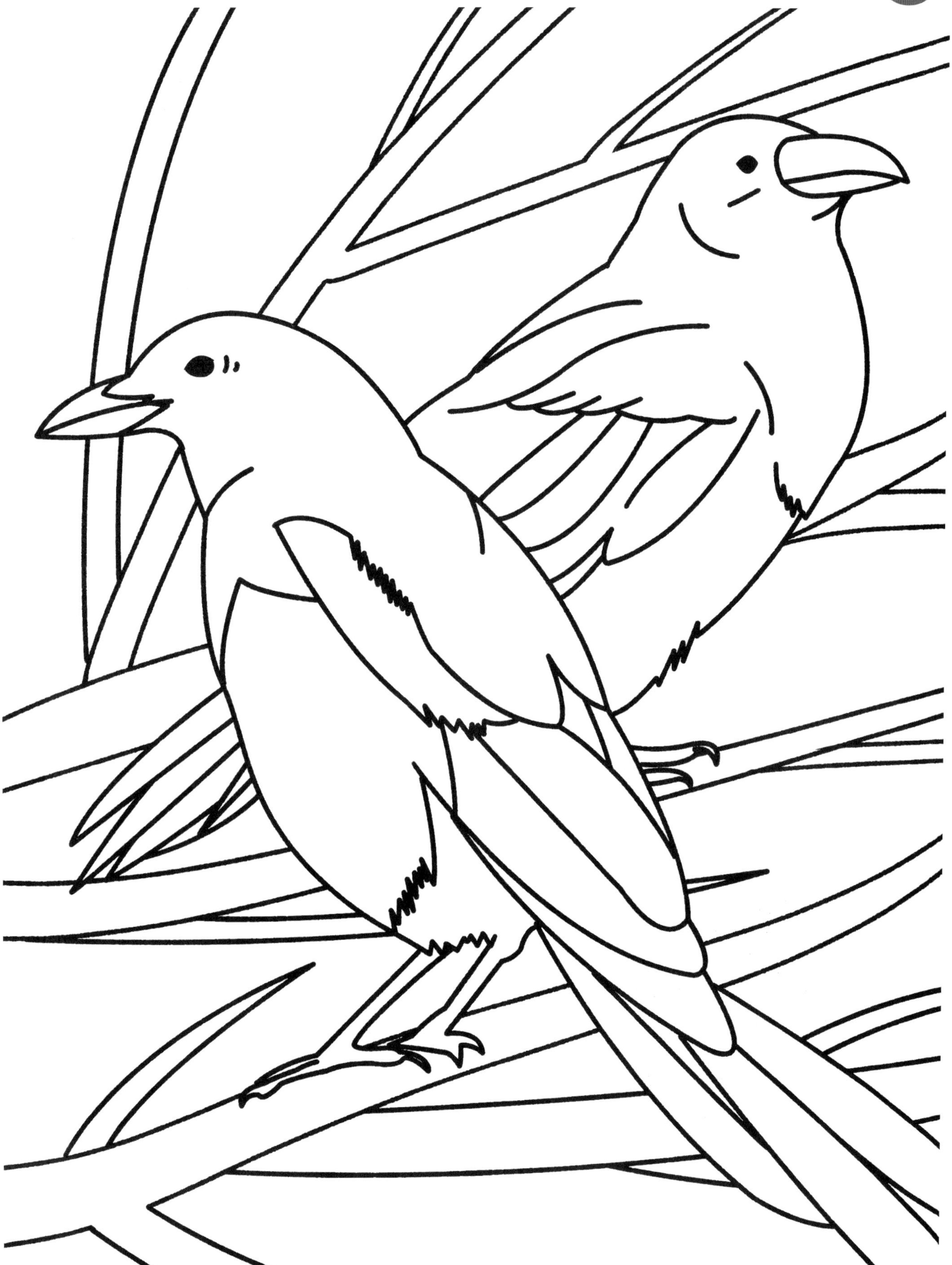

38 칠석물

음력 7월 7일, 즉 칠석(七夕)날에 비가 내리는데 이 비를 칠석물이라 부릅니다. 견우와 직녀의 눈물이라고 하네요.

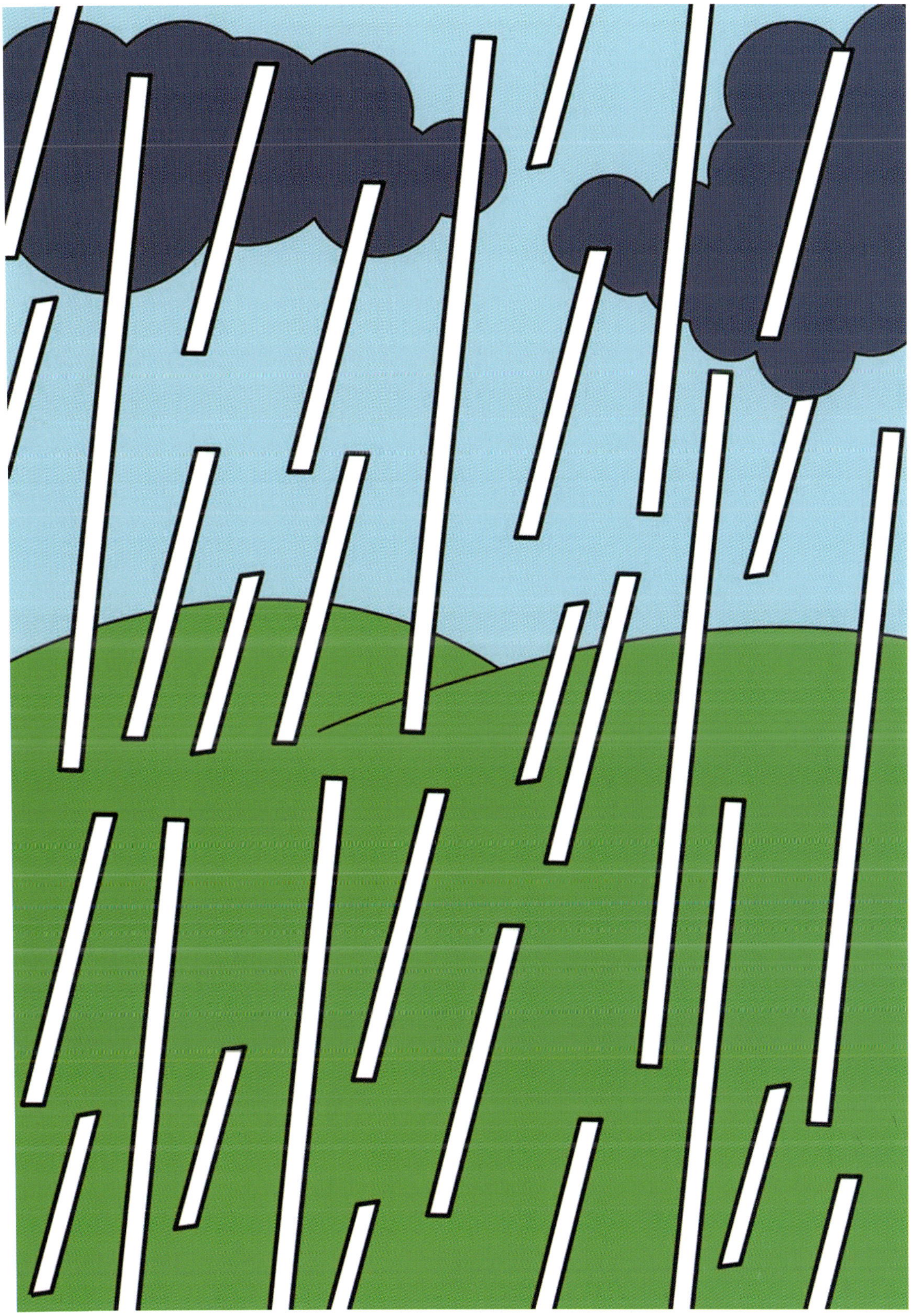

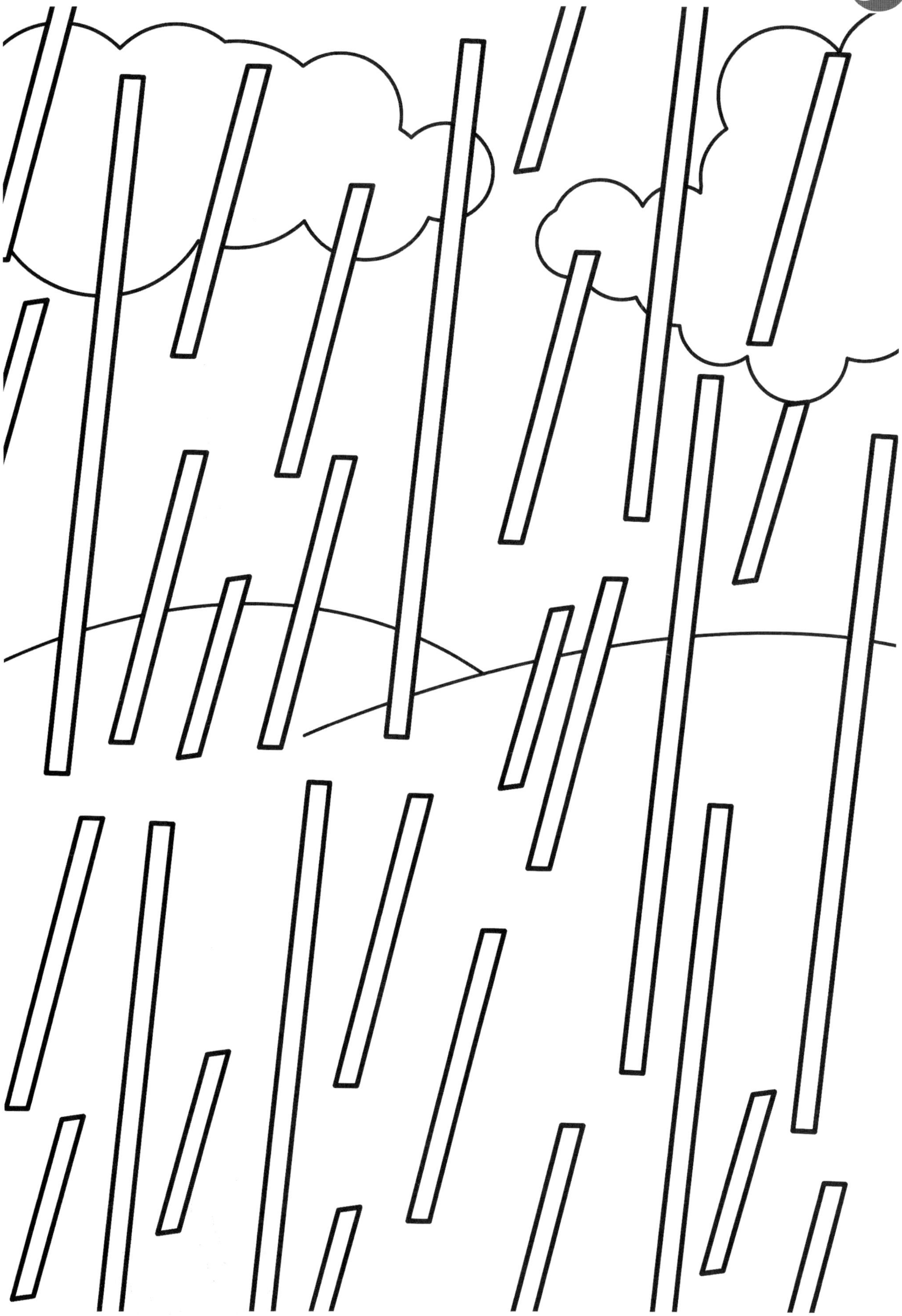

39

대나무 숲

임금님 귀가 당나귀 귀라는 사실을 가슴 속에 묻고 살던 복두장이는 대나무 숲에 가서 "임금님 귀는 당나귀 귀"라고 크게 소리칩니다. 이후 바람만 불면 대나무 숲에서는 "임금님 귀는 당나귀 귀"라는 소리가 들렸습니다.

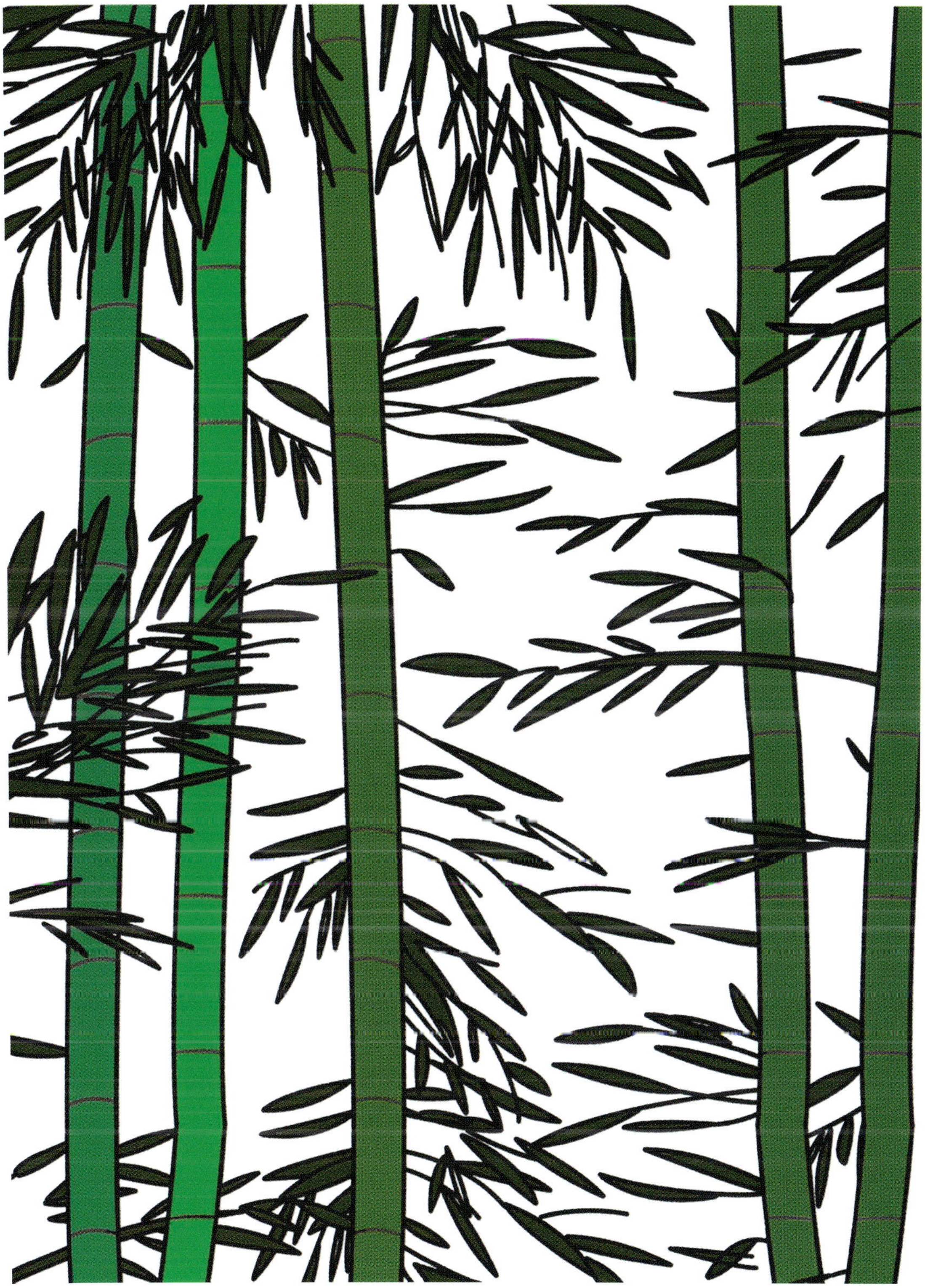

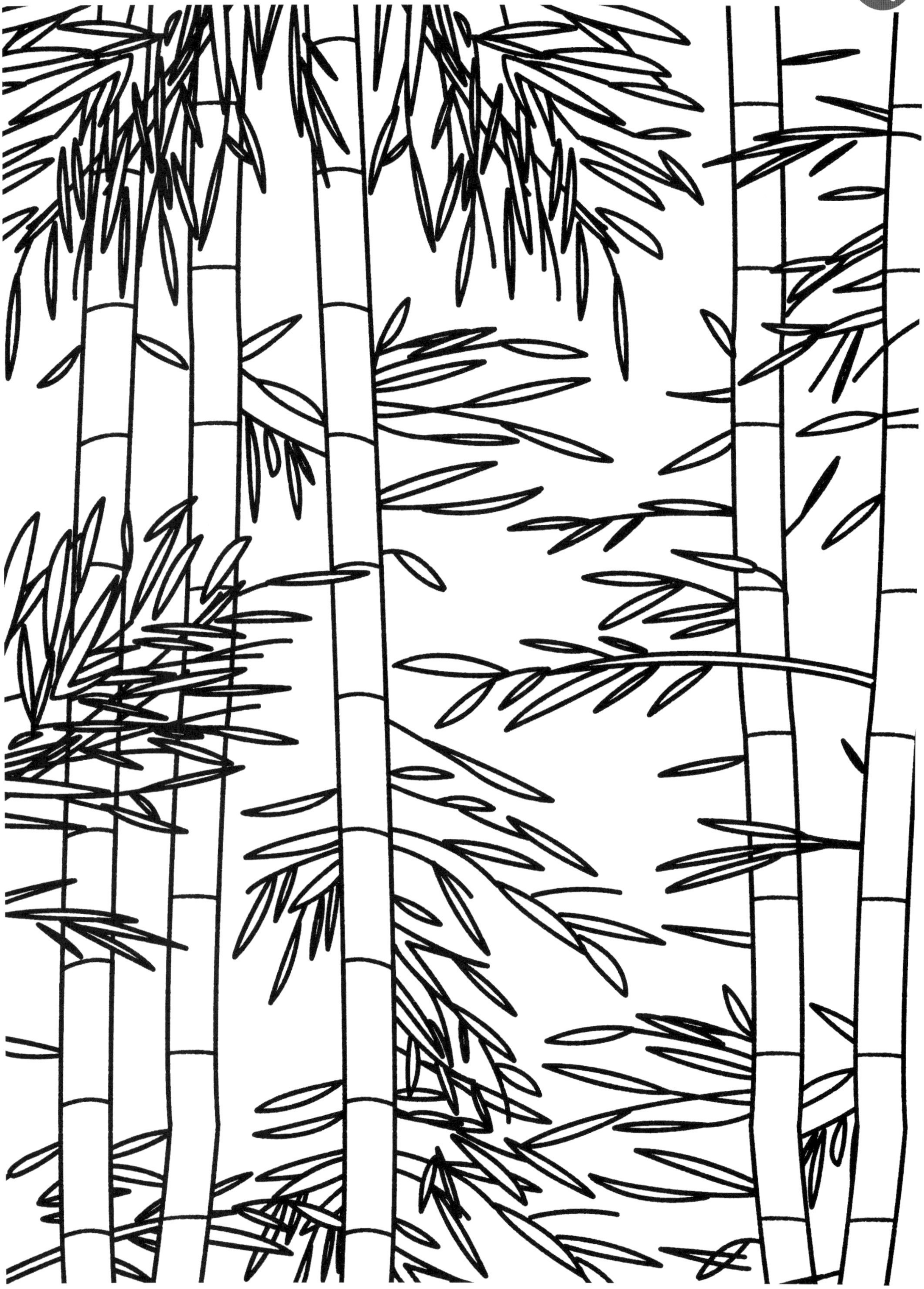

임금님의 왕관

임금님의 왕관에는 당나귀 귀같이 큰 귀를 감출 부분이 만들어져 있습니다.

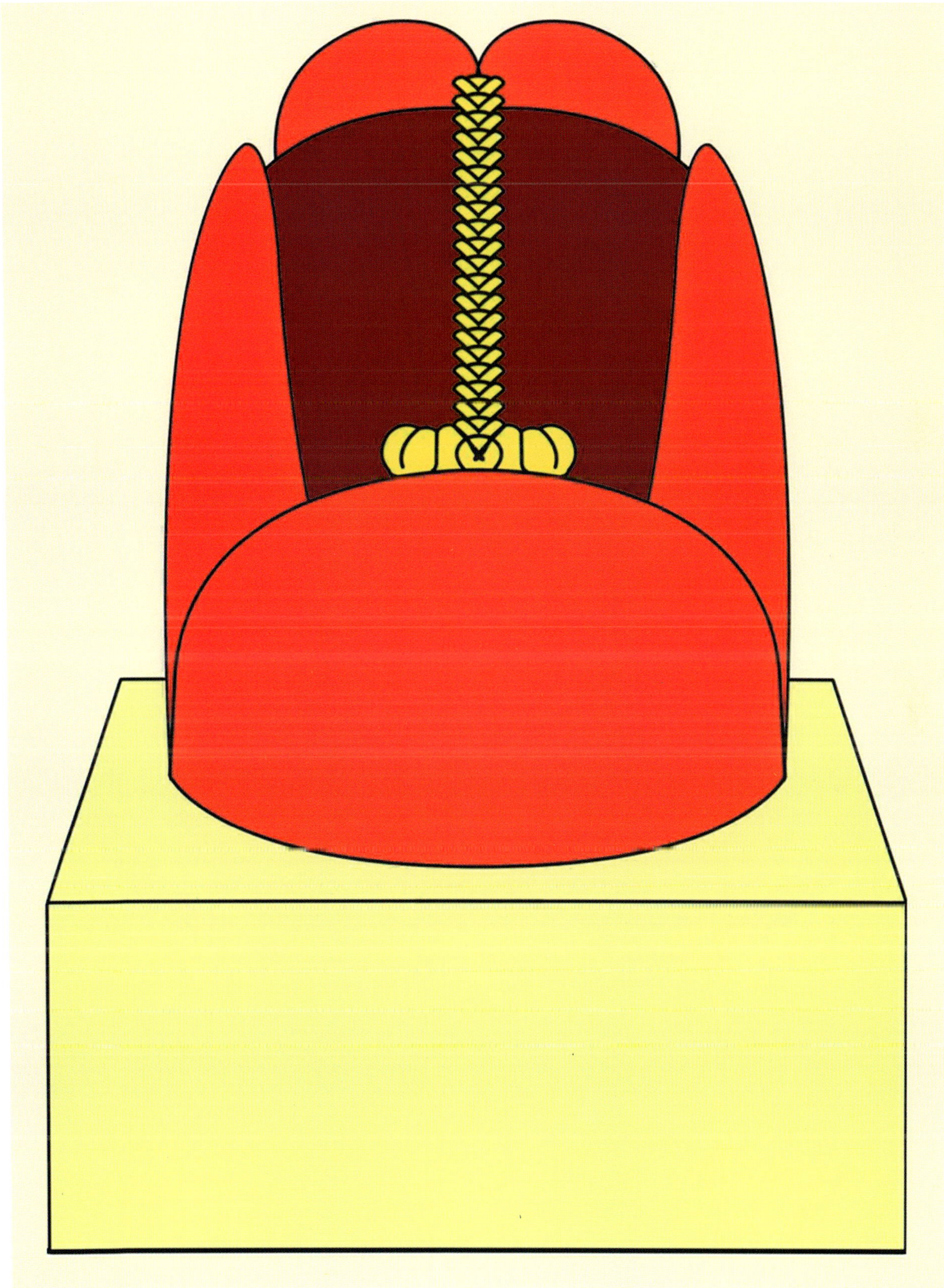

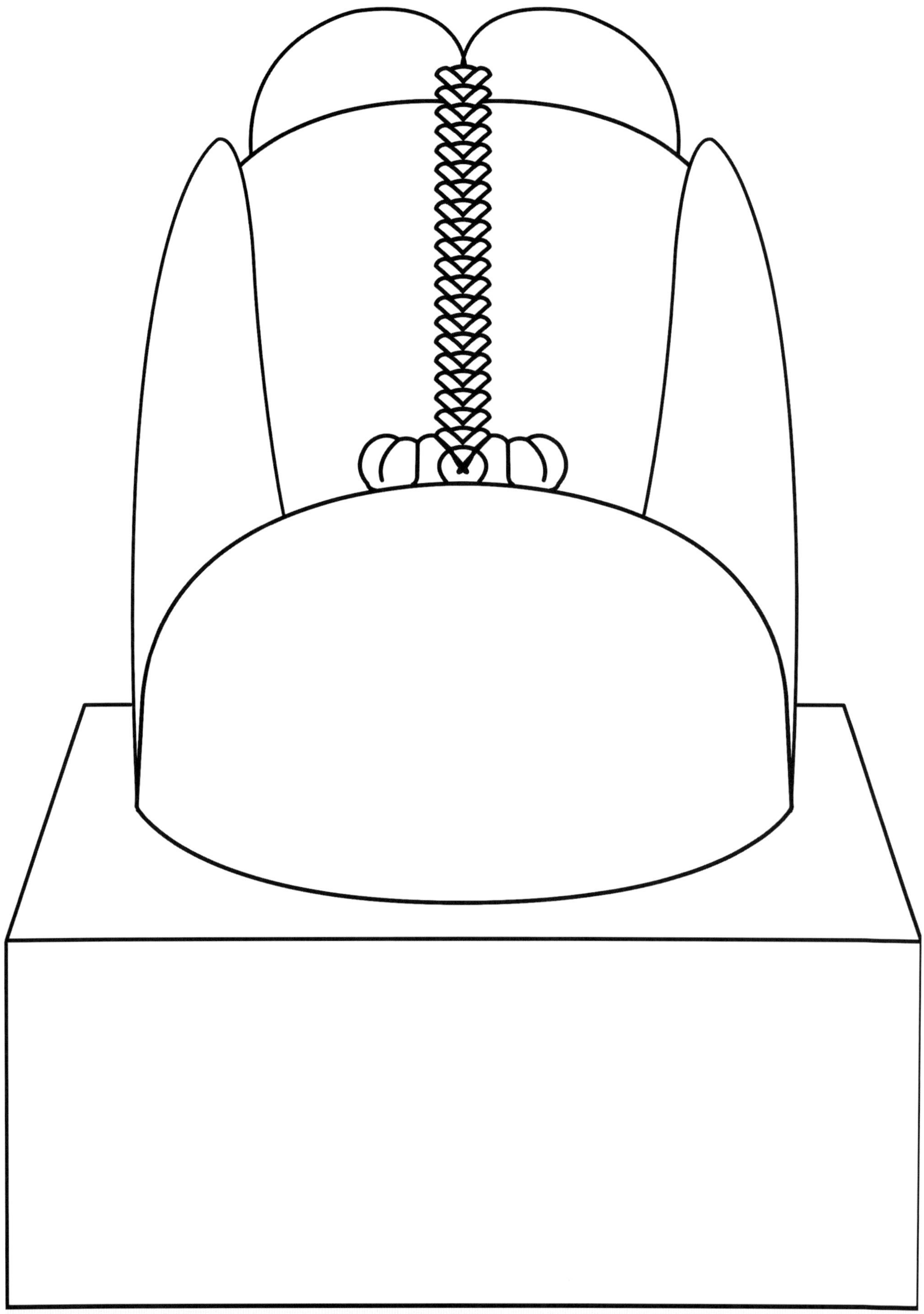

41

장화와 홍련

억울하게 죽임을 당한 장화와 홍련은 억울함을 풀어달라고 부사의 꿈에 나타납니다.
영민한 신임 부사가 두 자매의 원한을 풀어줍니다.

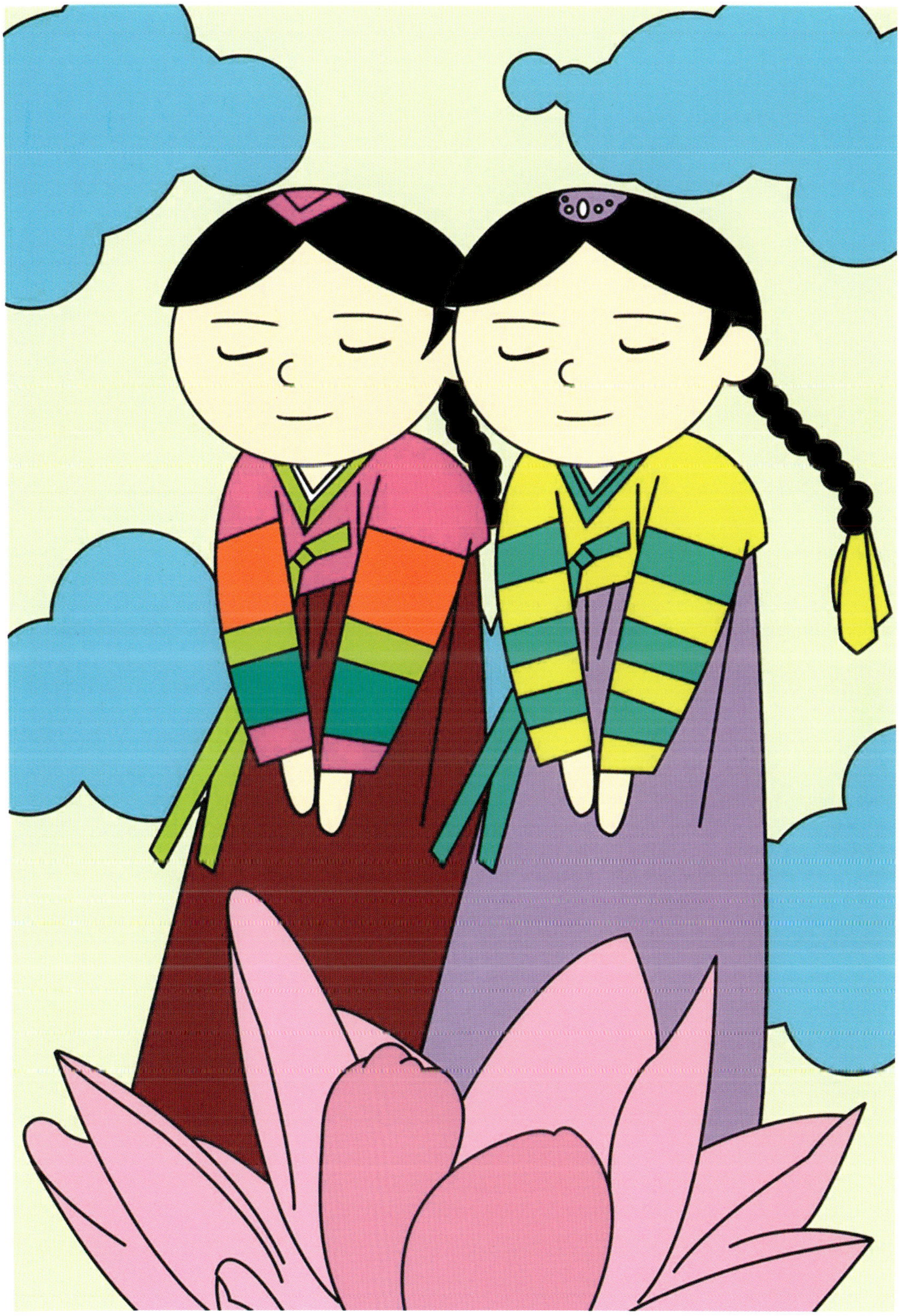

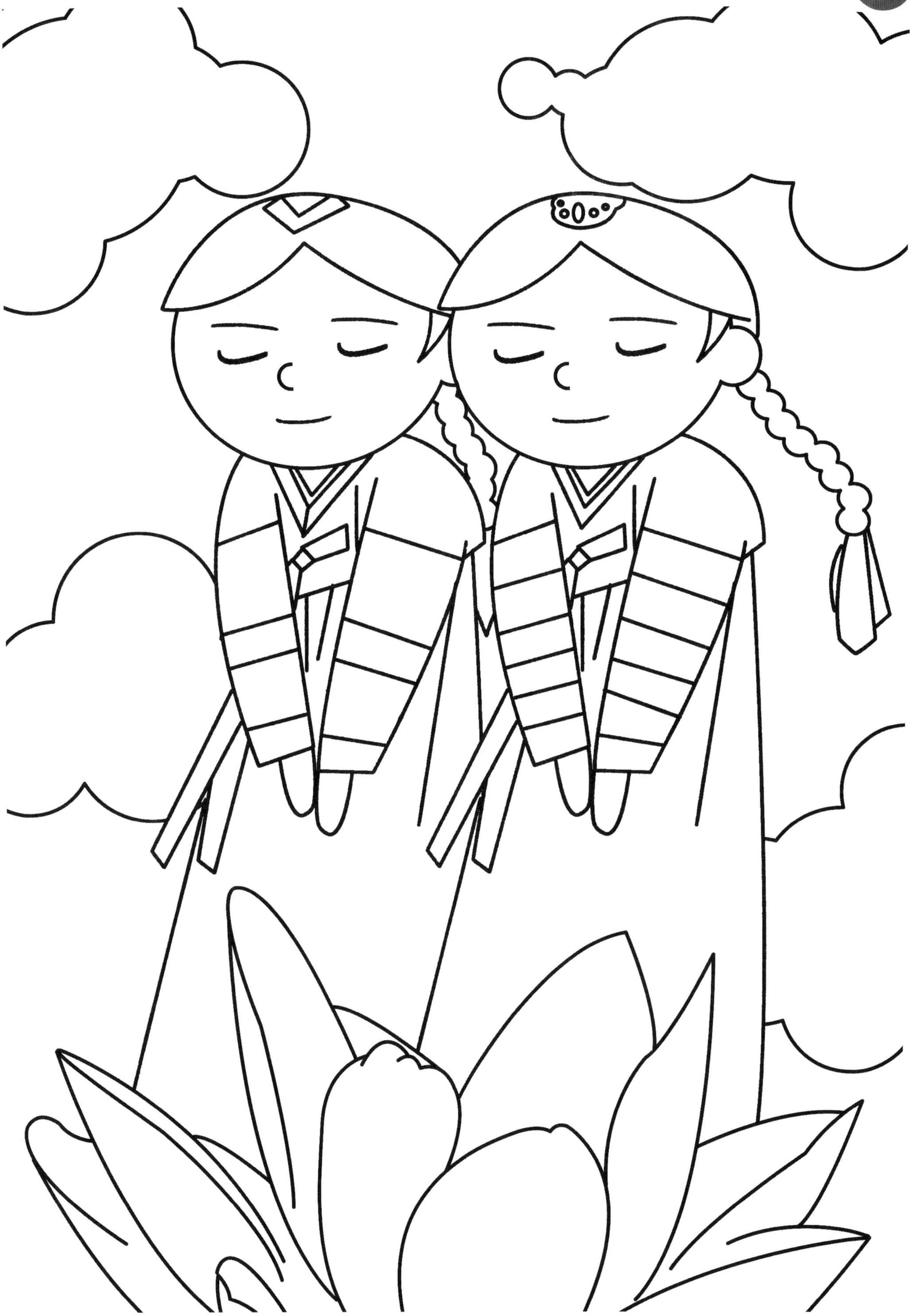

연꽃

자매의 죽음이 안타까워 연꽃이 붉은 색으로 피었습니다.

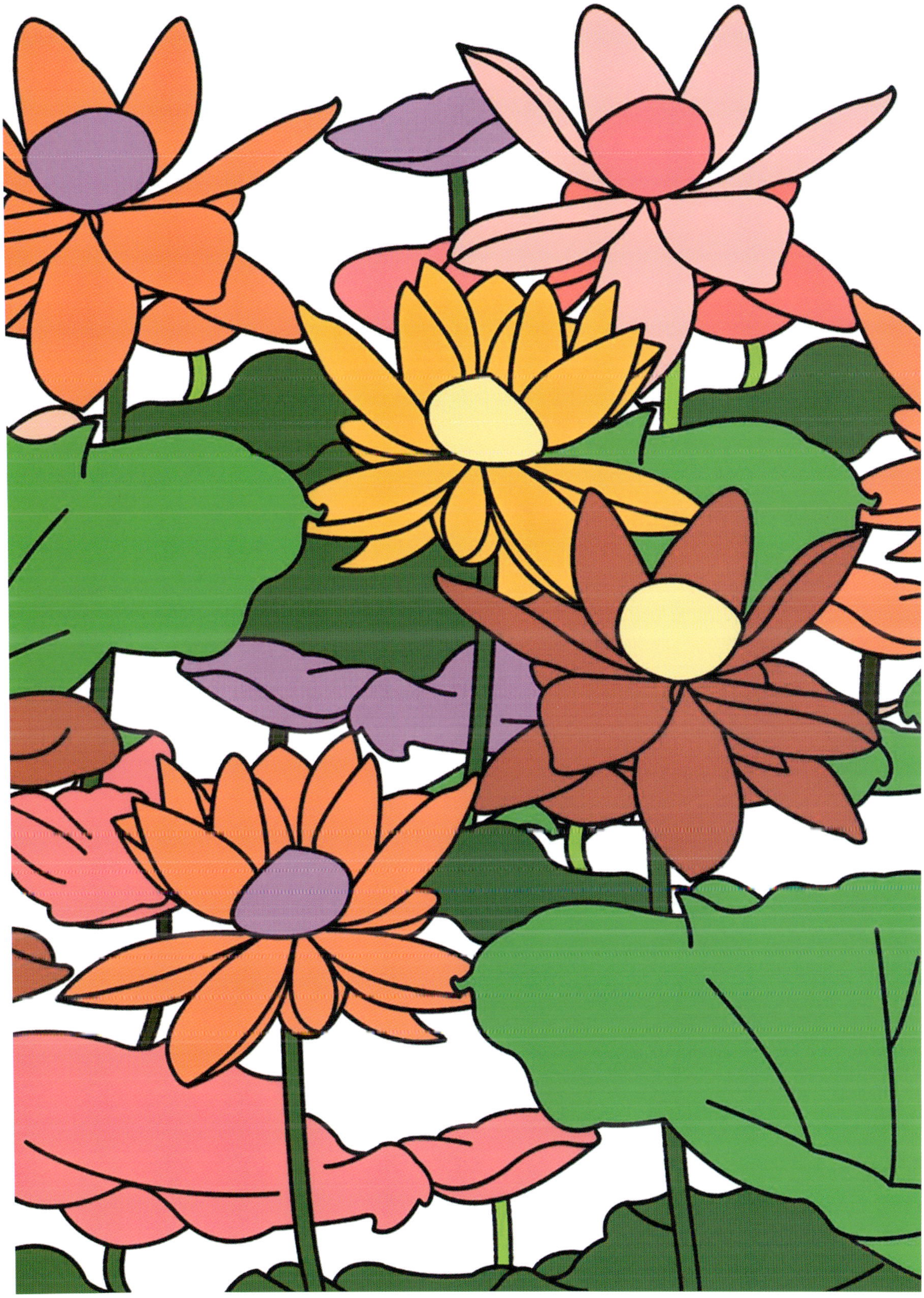

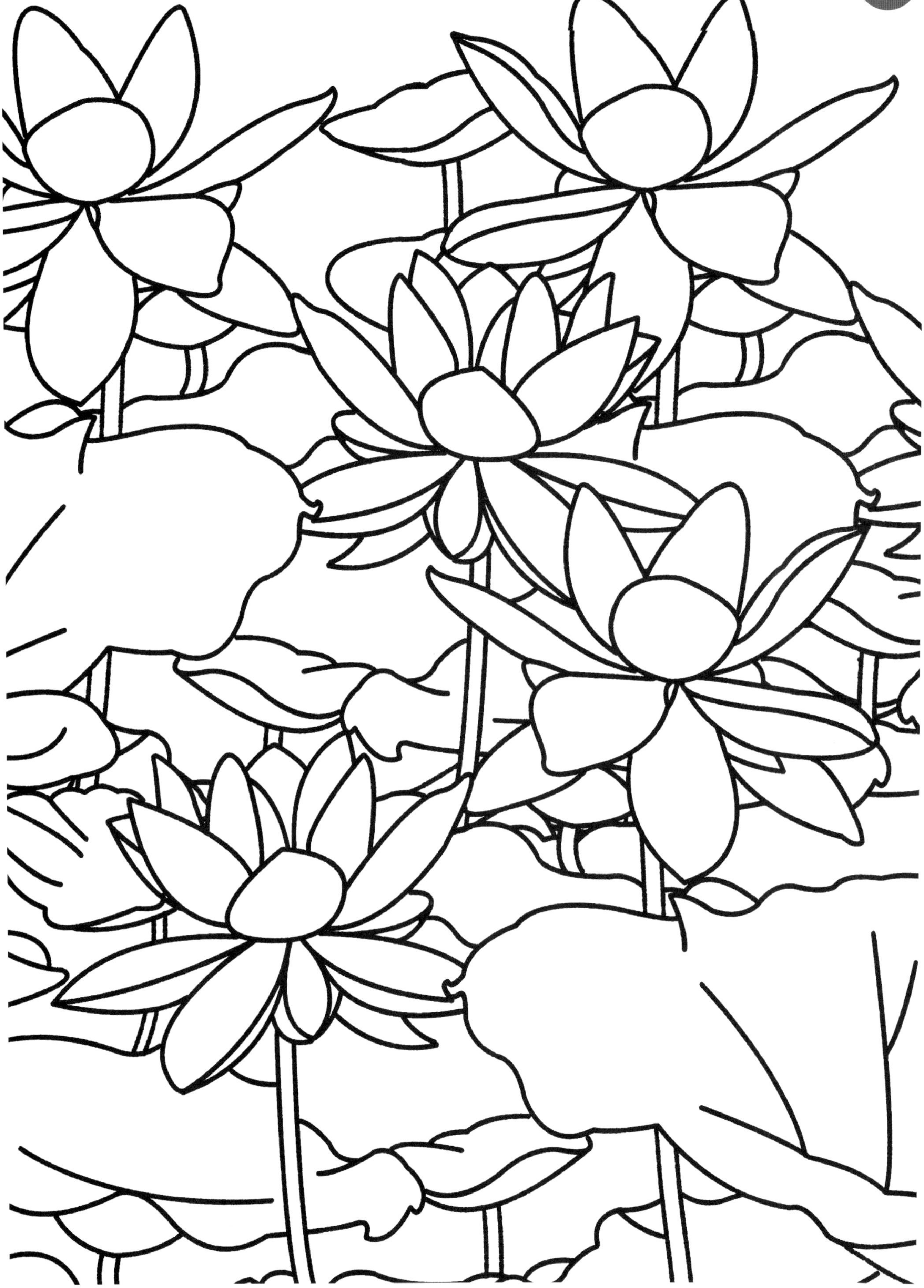

43

시계 보는 토끼

앨리스는 회중시계를 보는 토끼를 따라가다 나무 밑동에 떨어져 이상한 나라로 모험을 떠납니다. 약물을 먹고 아주 커지기도 하고 과자를 먹고 작아지기도 하는 등 여러 가지 모험을 하며 집으로 돌아오게 됩니다.

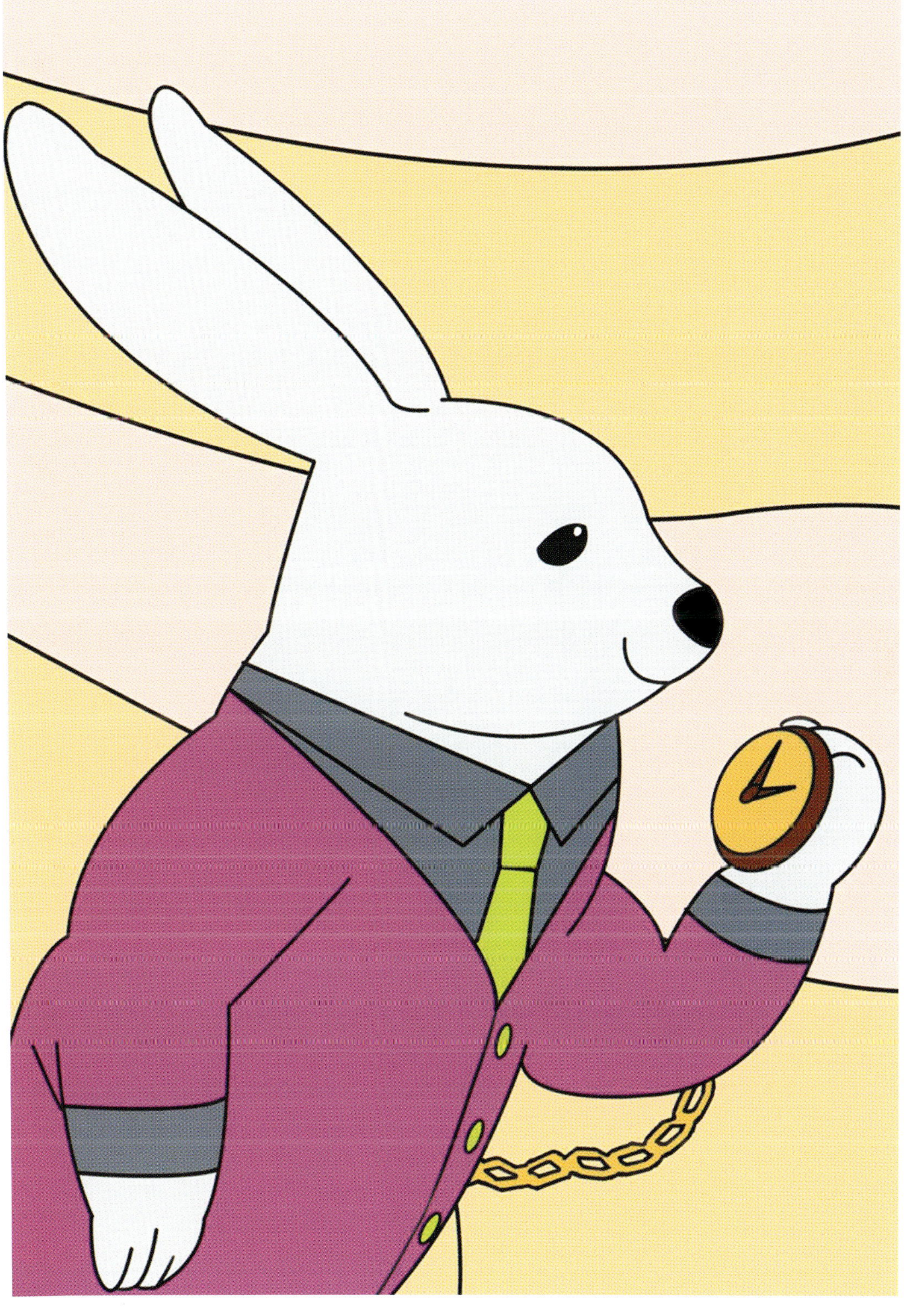

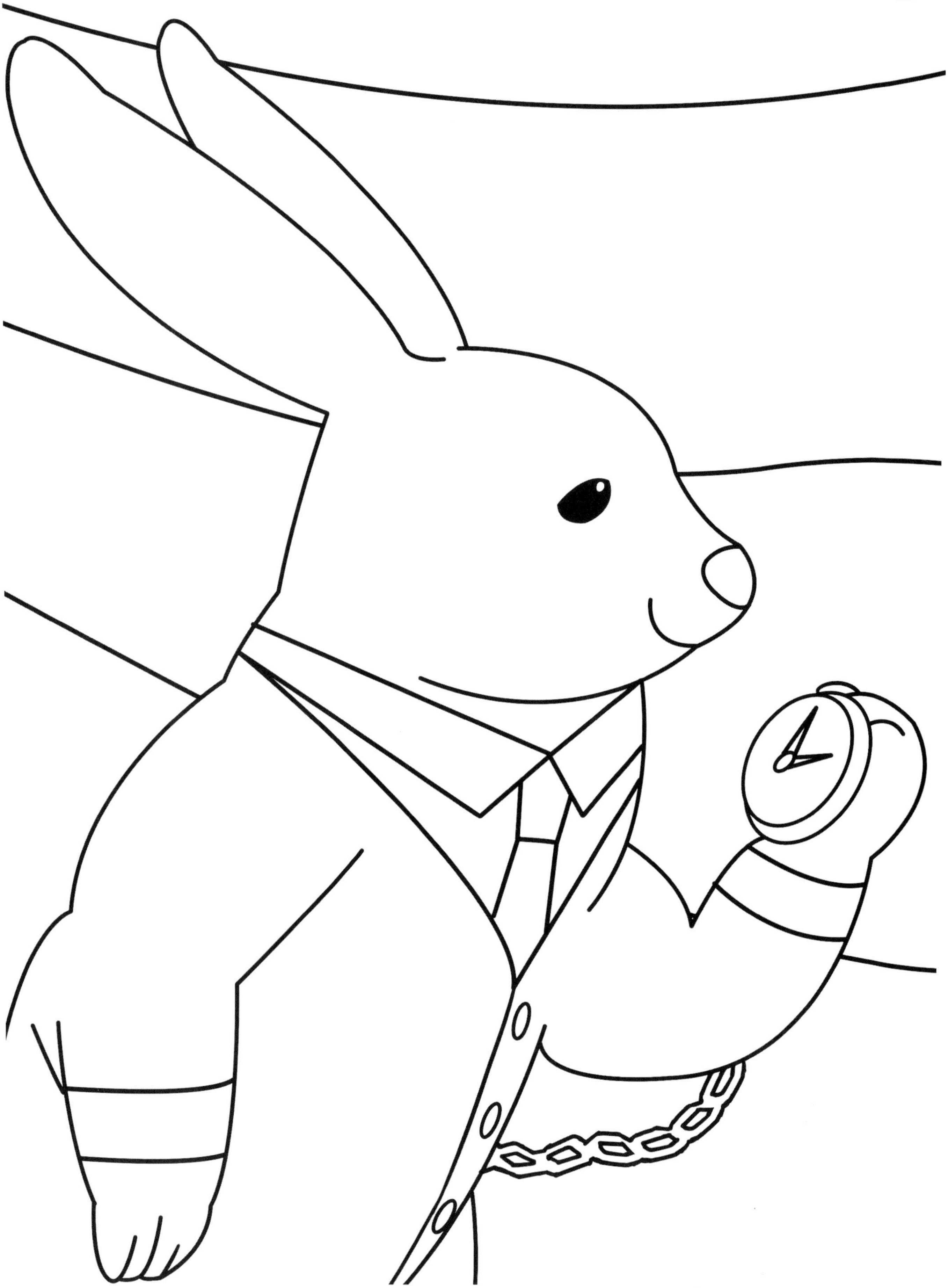

44 트럼프 병정들

앨리스가 모험을 하며 만난 트럼프 병정들이 노래를 부르고 있습니다.

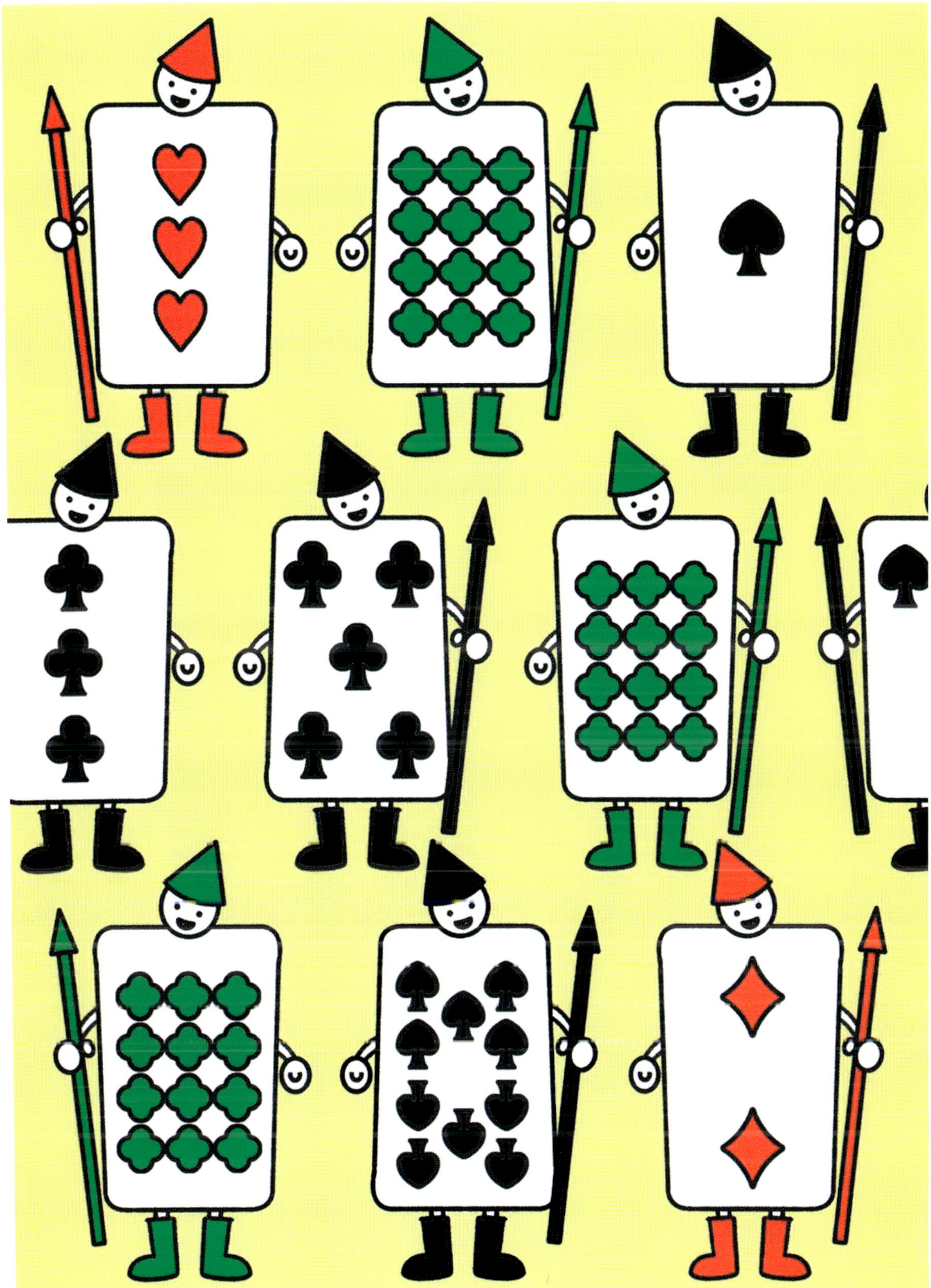

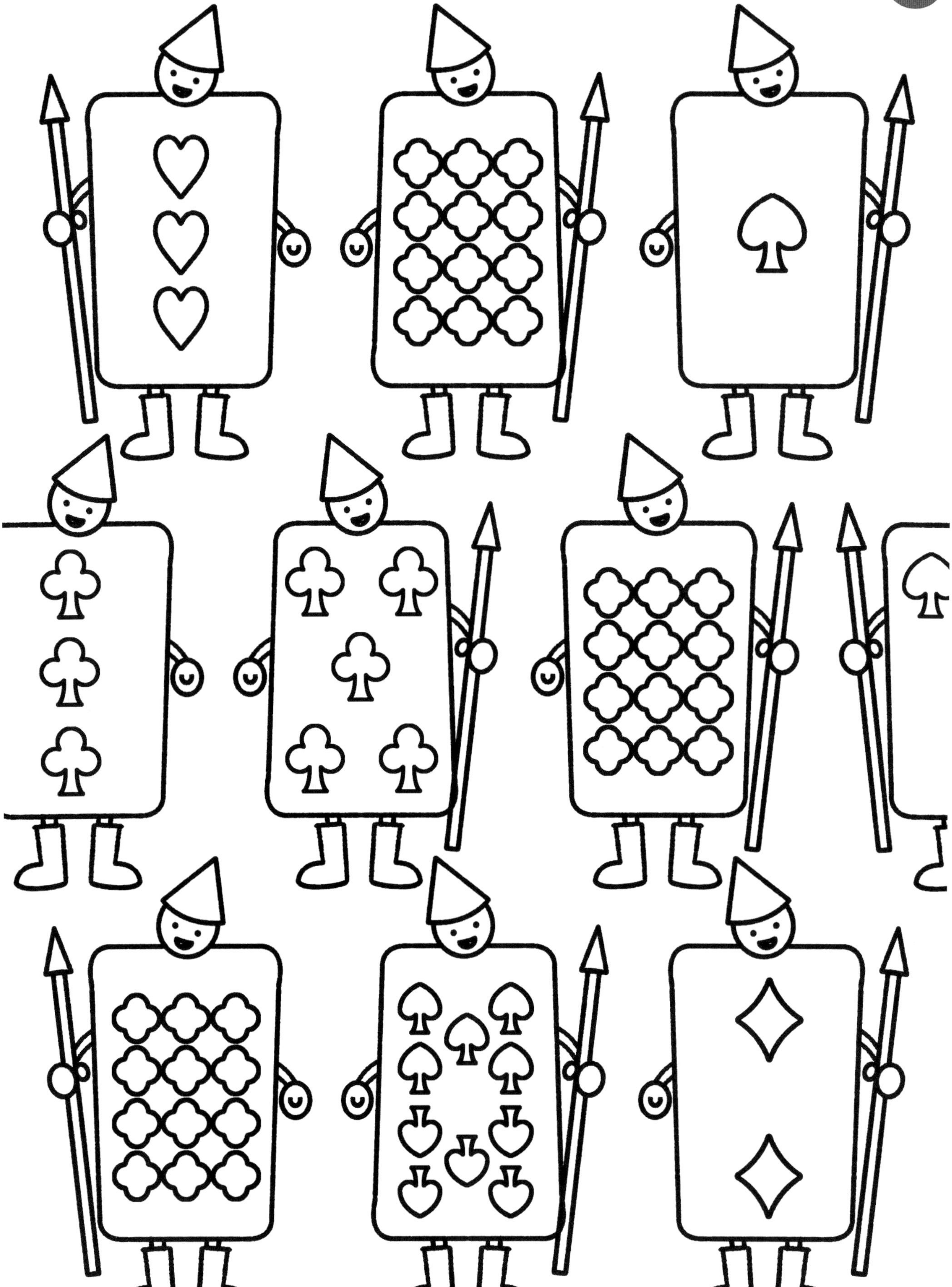

노래하는 베짱이

따뜻한 여름 한껏 멋을 낸 베짱이가 노래를 부르며 시간을 보내고 있습니다. 겨울이 오면 베짱이는 어떻게 될까요?

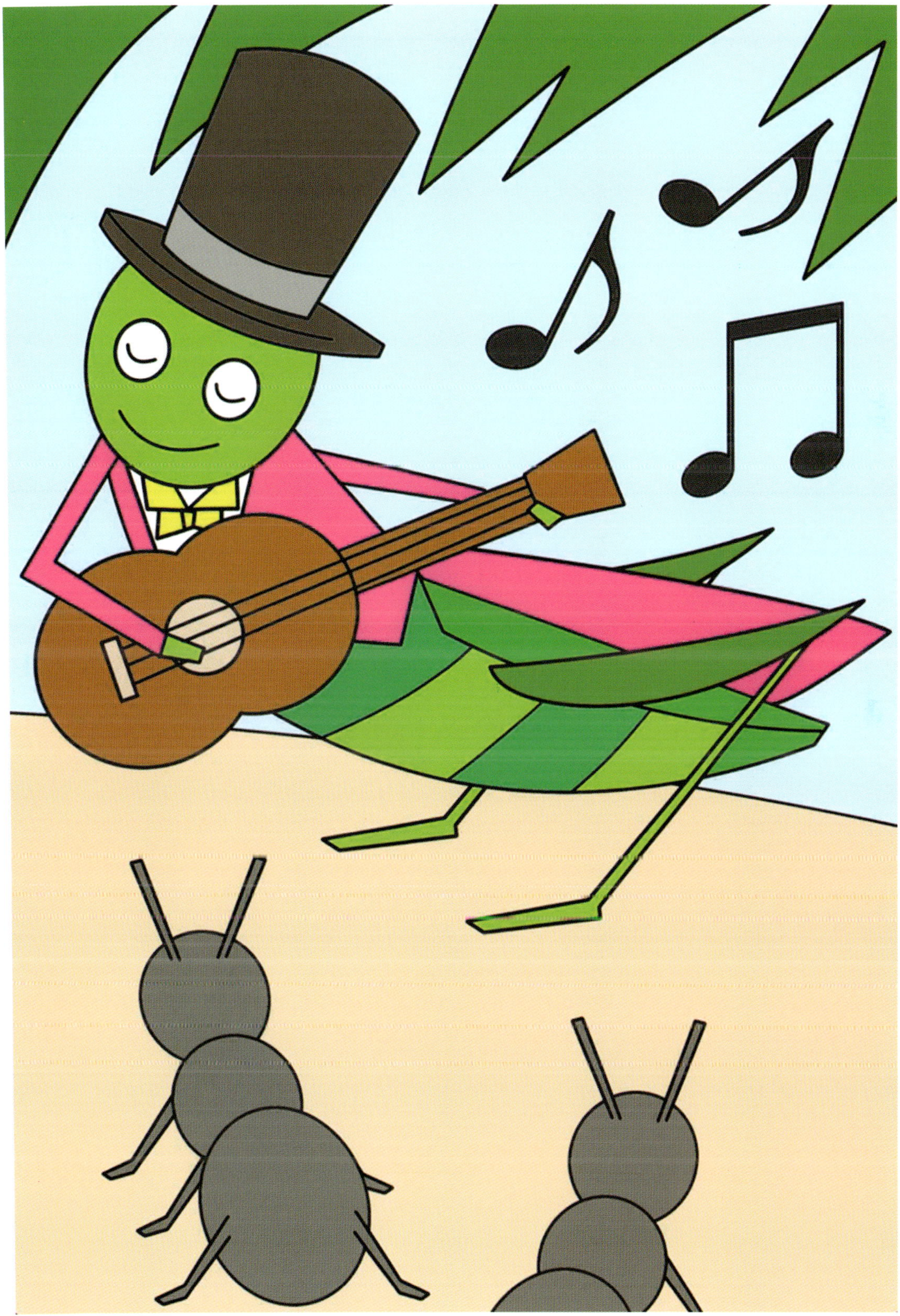

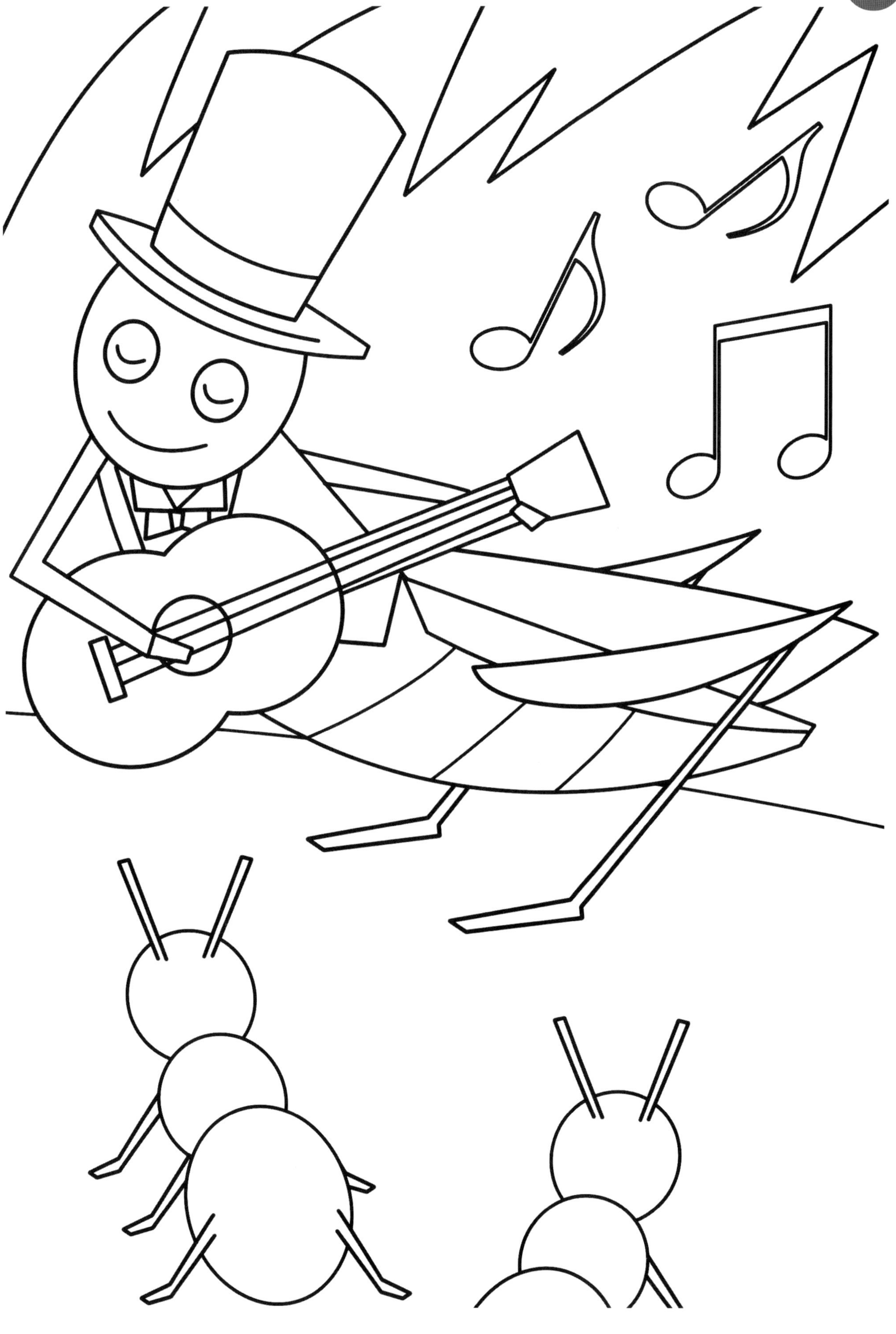

46

개미의 식량창고

여름내 열심히 식량을 모은 개미는 눈이 오는 겨울도 따뜻하고 배고프지 않게 살 수 있습니다. 이 창고에는 다양한 음식이 있습니다. 음식과 과일 이름을 알아보세요.

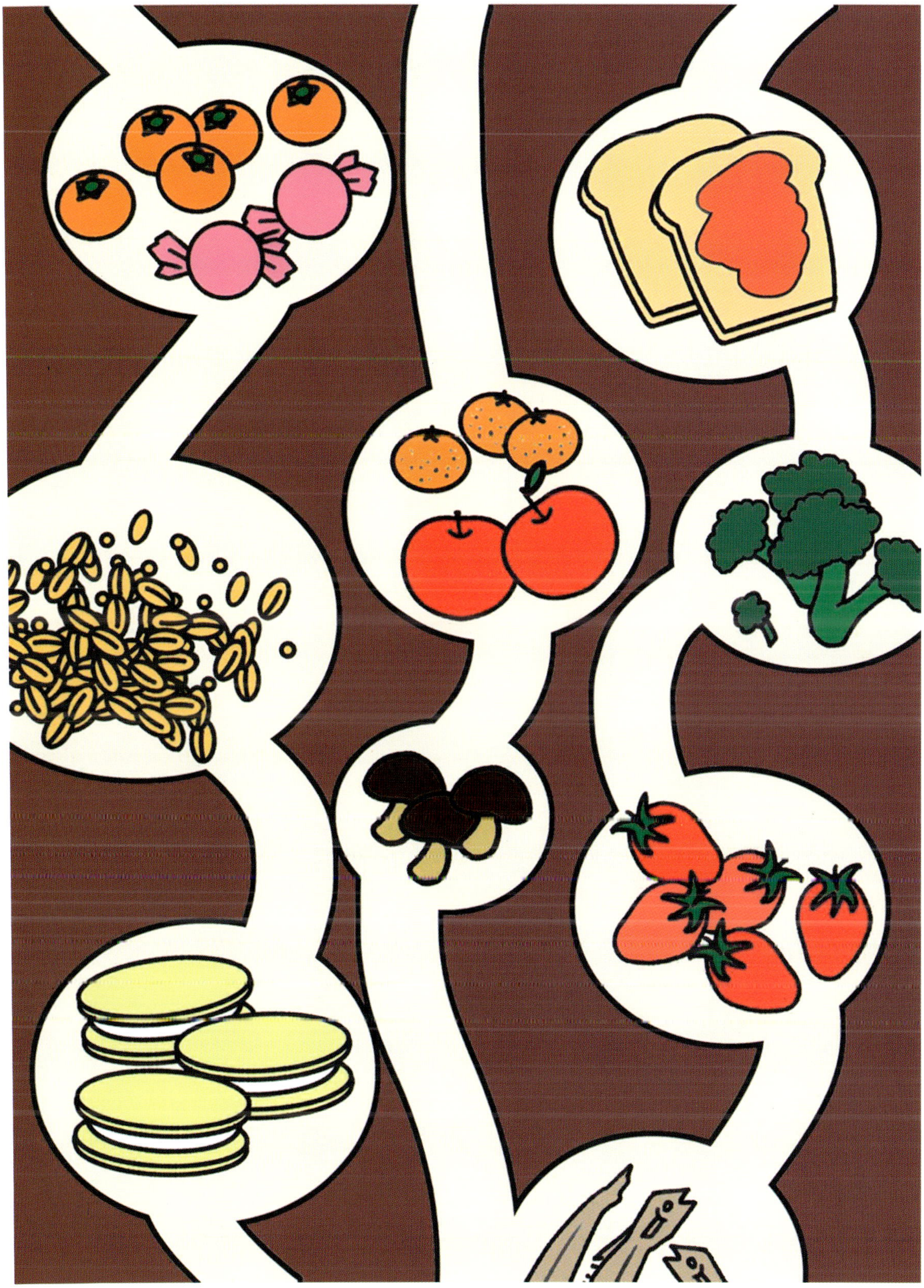

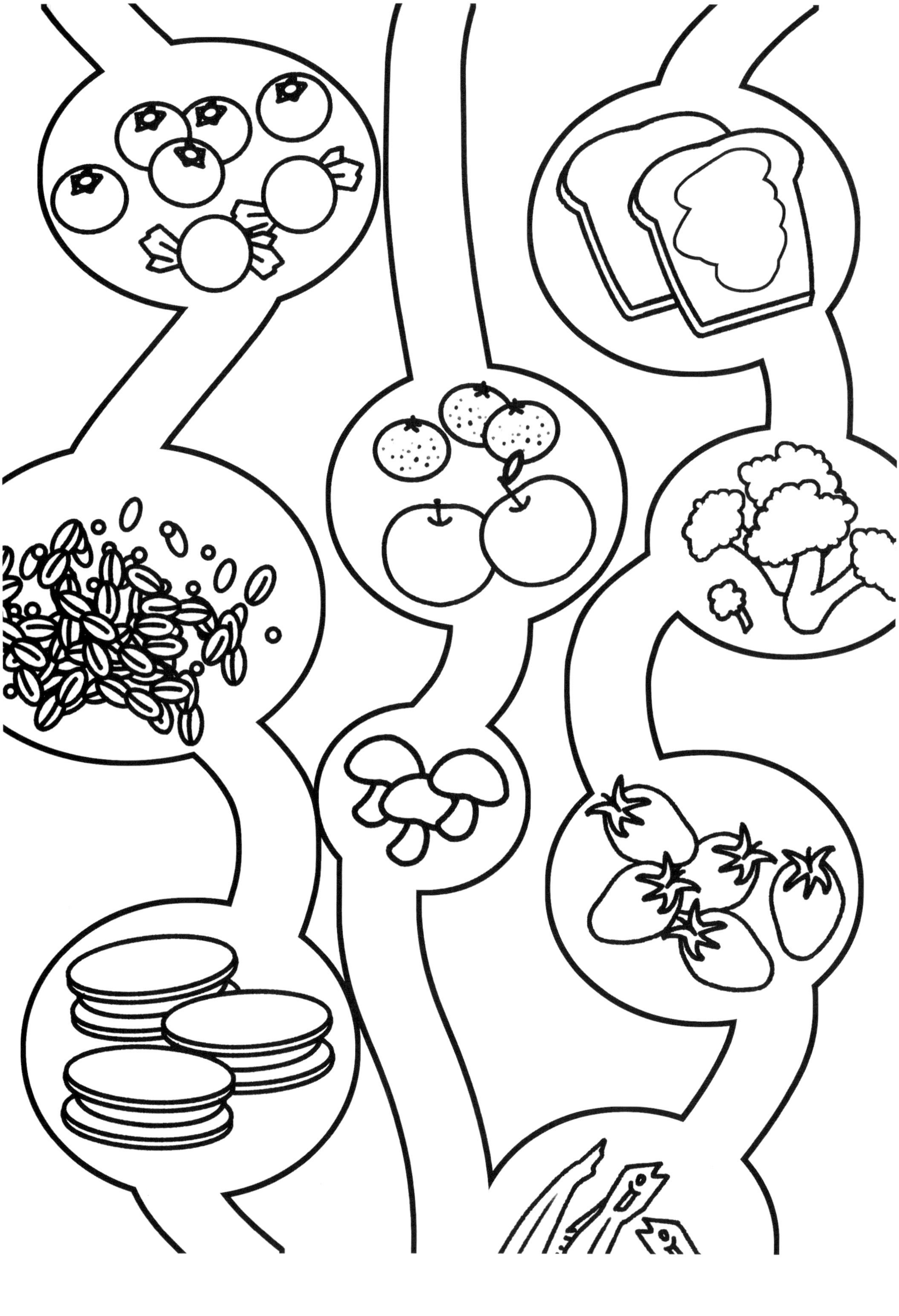

용왕님의 아들

옛날 어느 바닷가에 늙은 부부가 큰 고기를 잡았다가 살려주었습니다. 살려달라고 눈물을 흘리는 그 물고기를 차마 죽일 수 없었습니다. 그 물고기는 용왕님의 아들이었습니다.

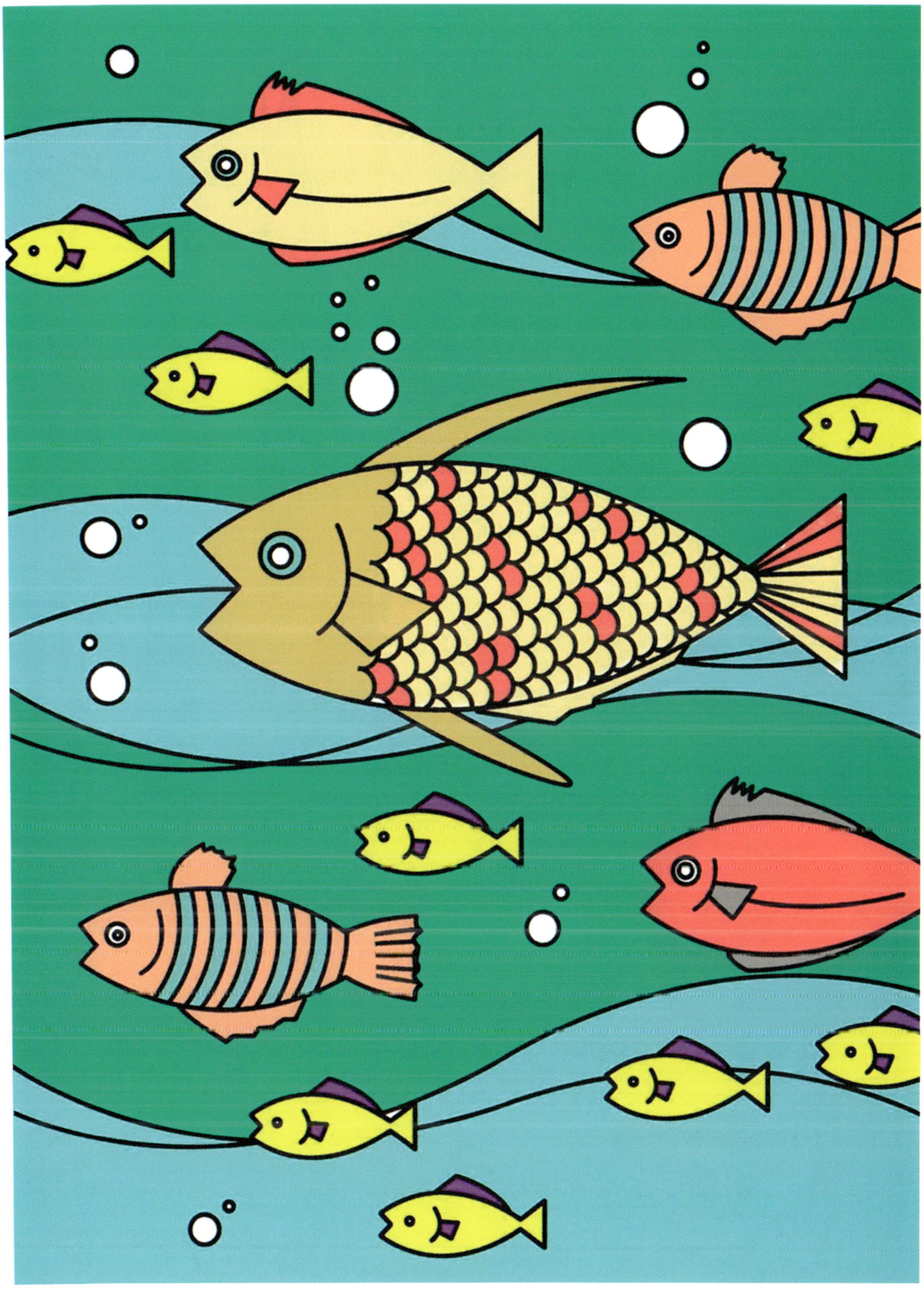

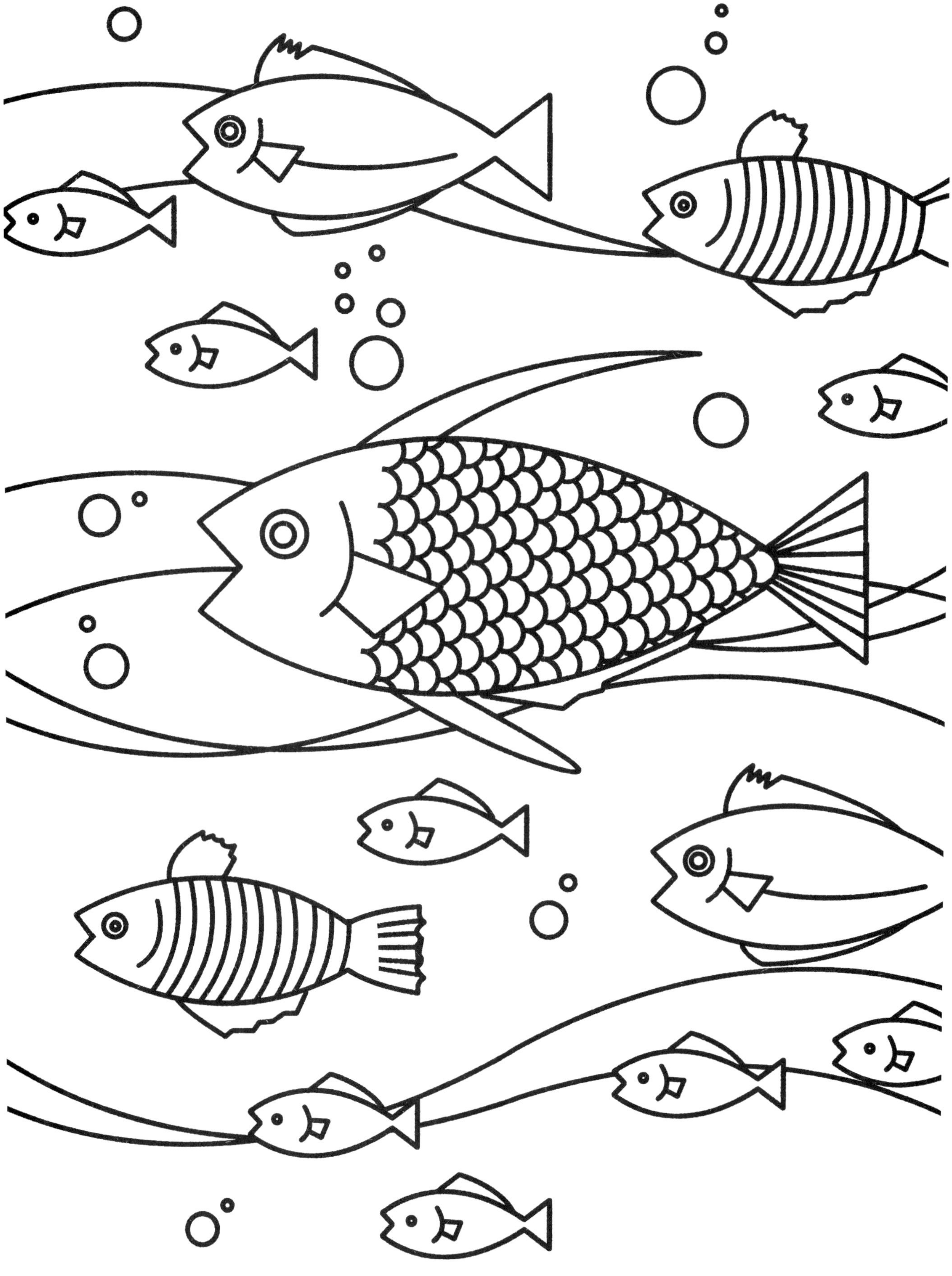

48

개와 고양이

용왕님의 아들을 살려준 대가로 얻은 구슬을 건넛마을 심술궂은 노파가 훔쳐가 노부부는 다시 가난해졌습니다. 안타까워하는 노부부를 위해 개와 고양이가 심술궂은 노파의 집에서 구슬을 되찾아 바다를 헤엄쳐 돌아오고 있습니다.

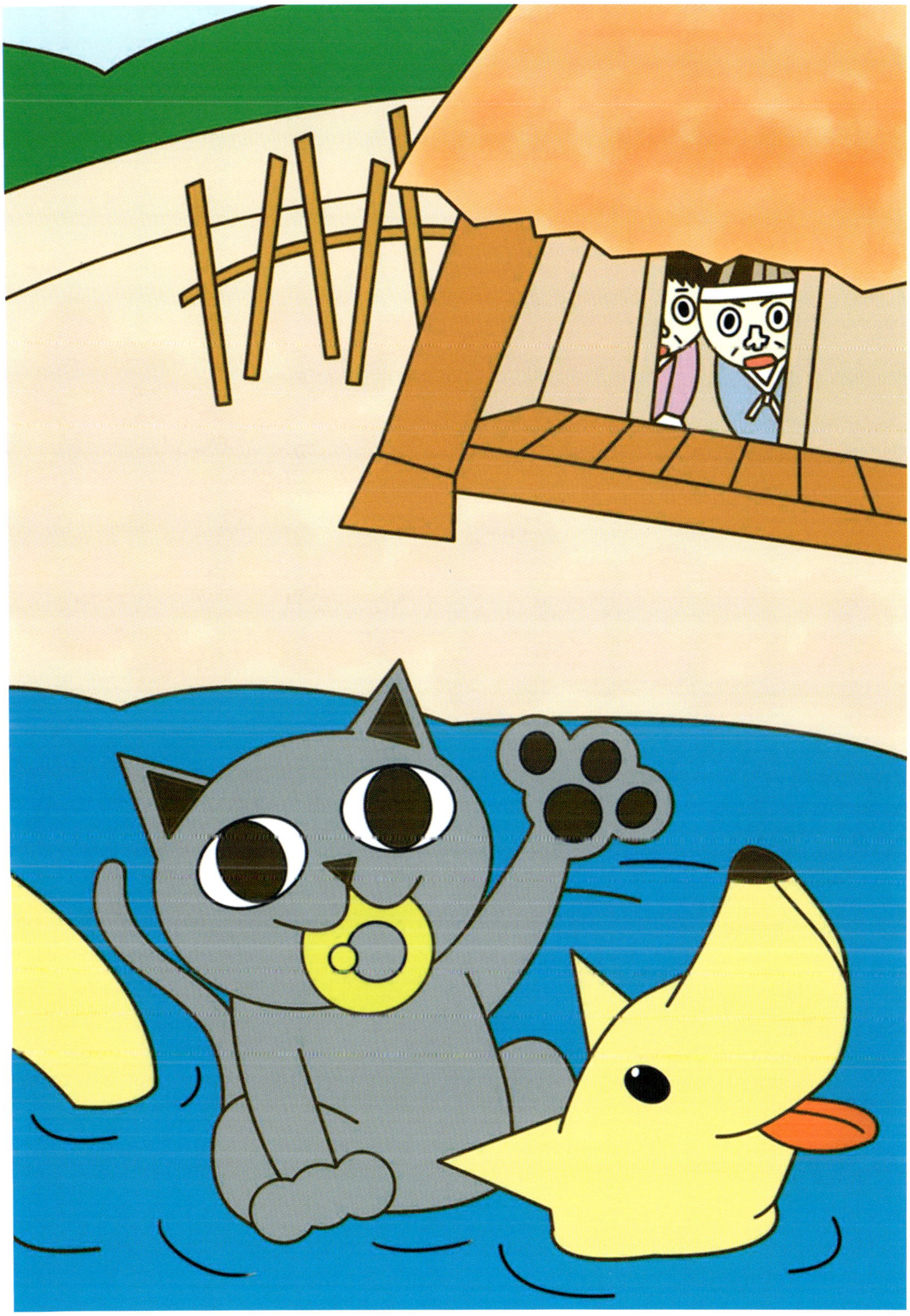

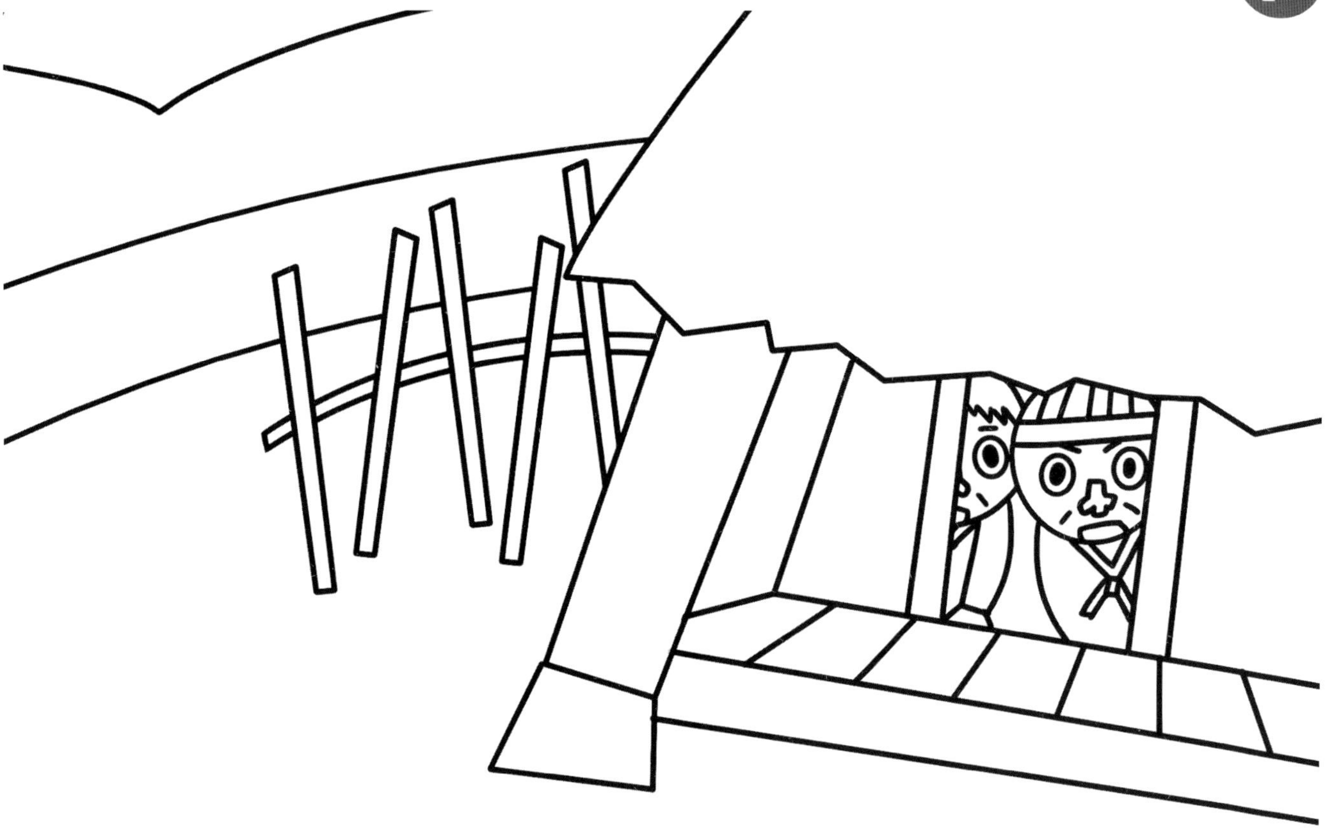

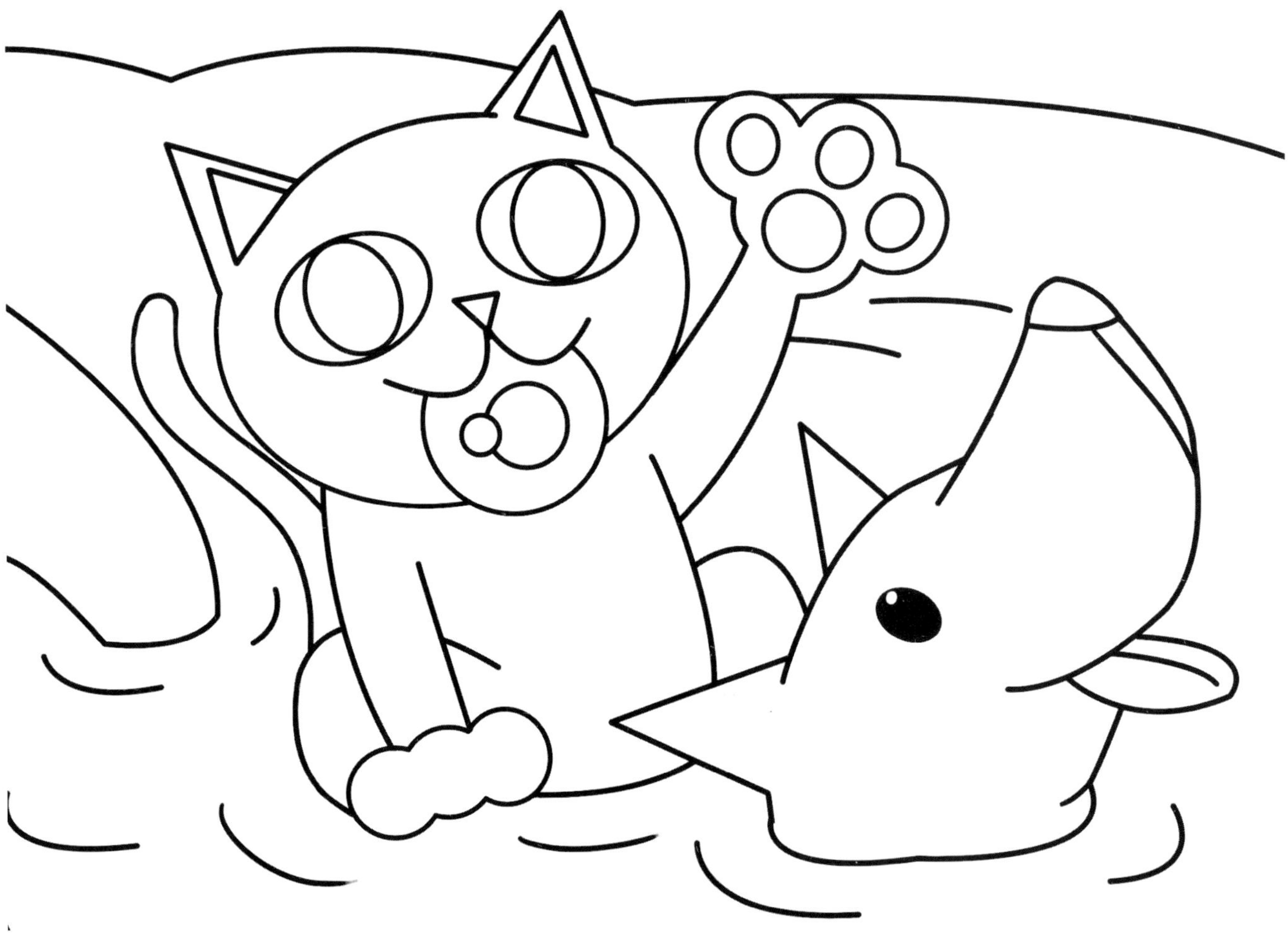

24. 달나라 토끼

로켓을 타고 토끼가 달나라 여행을 갑니다. 멀리 보이는 푸른 별은 지구인 것 같습니다.

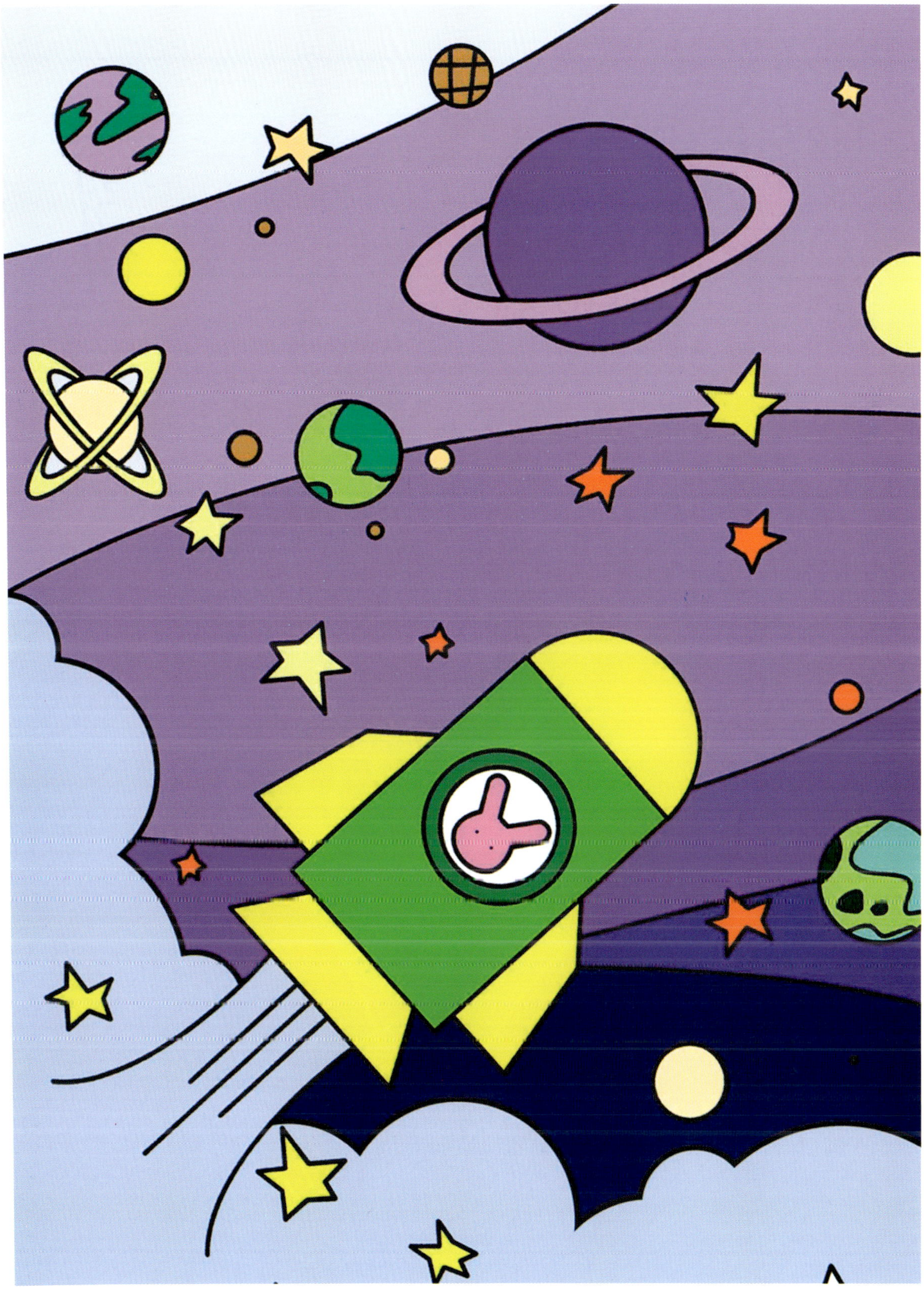

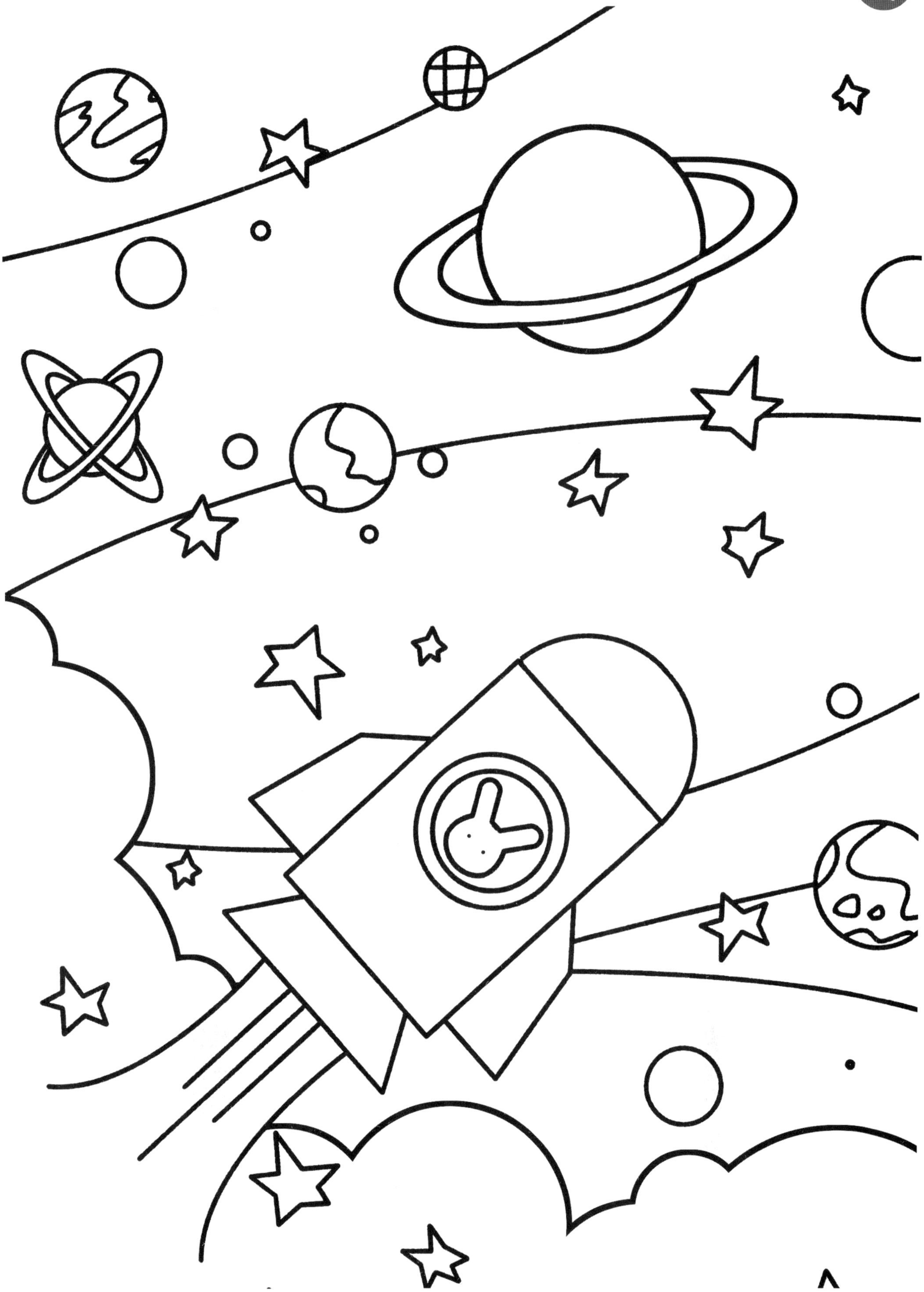

50

떡방아 찧는 토끼

밝은 달빛 속에 토끼들이 웃으며 떡방아를 찧고 있습니다. 떡을 만들기 위해서는 쌀이나 찹쌀 가루를 익혀 방아를 찧어서 하나의 덩어리로 만들어야 합니다.

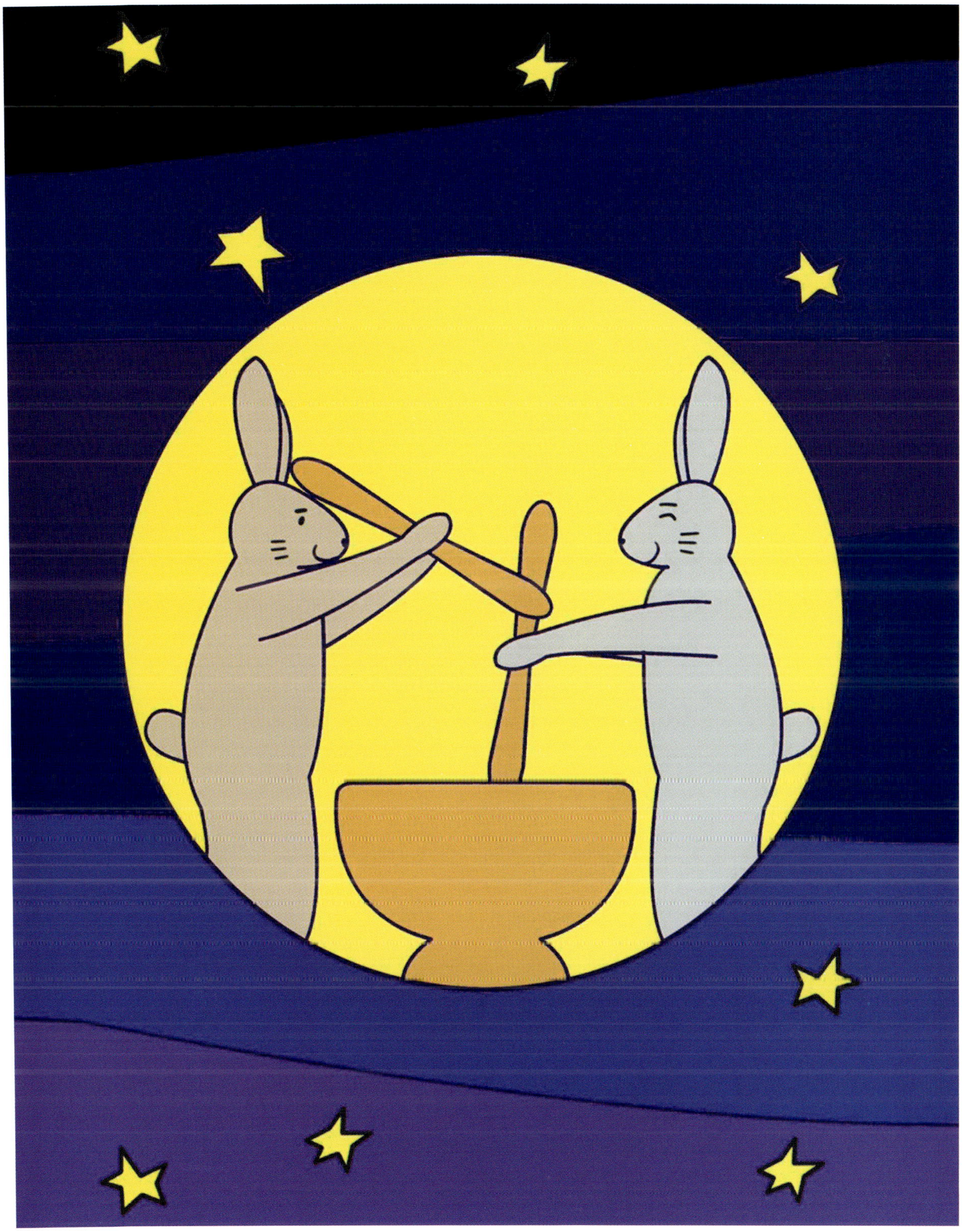

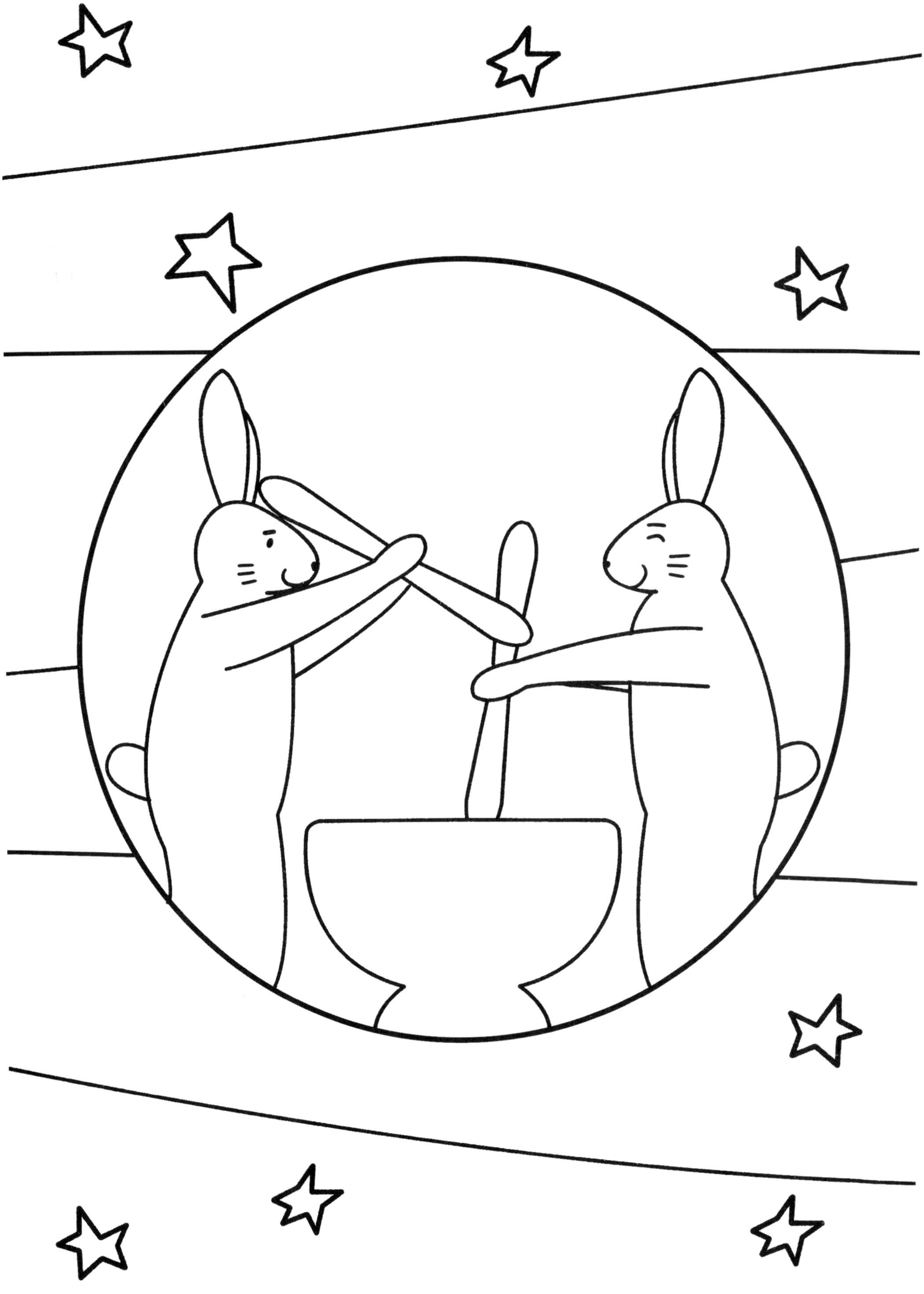

51 상품진열장

오늘은 장보는 날입니다. 집 근처 슈퍼마켓에서 장을 봅니다. 진열장에는 다양한 물건들이 진열되어 있습니다.

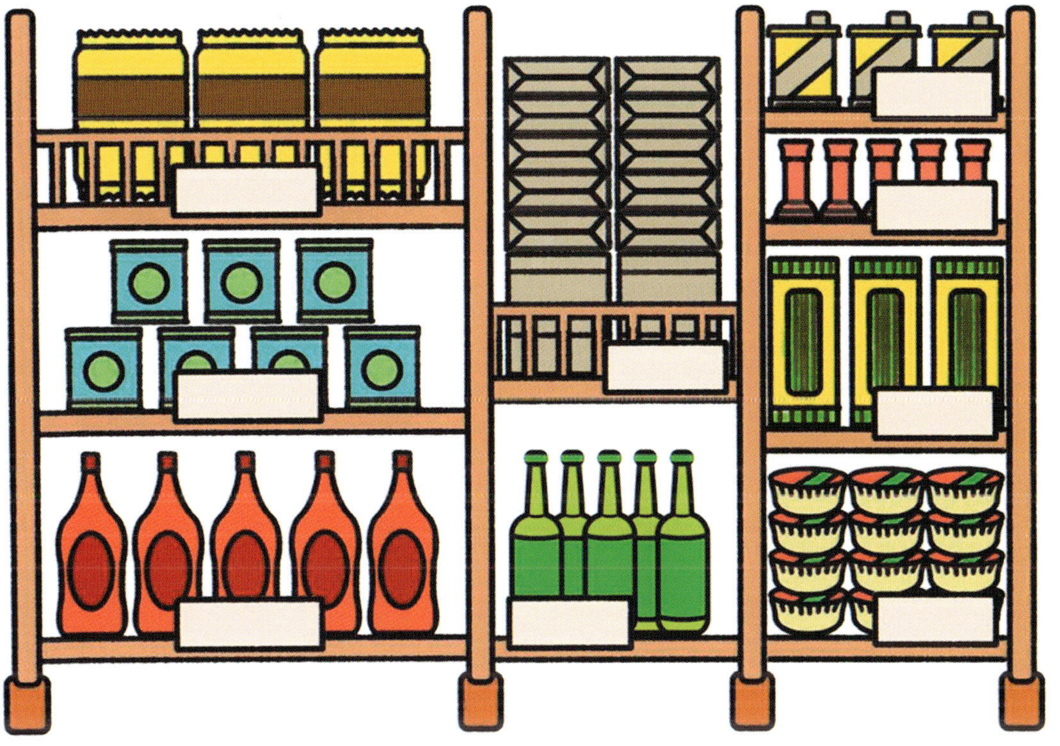

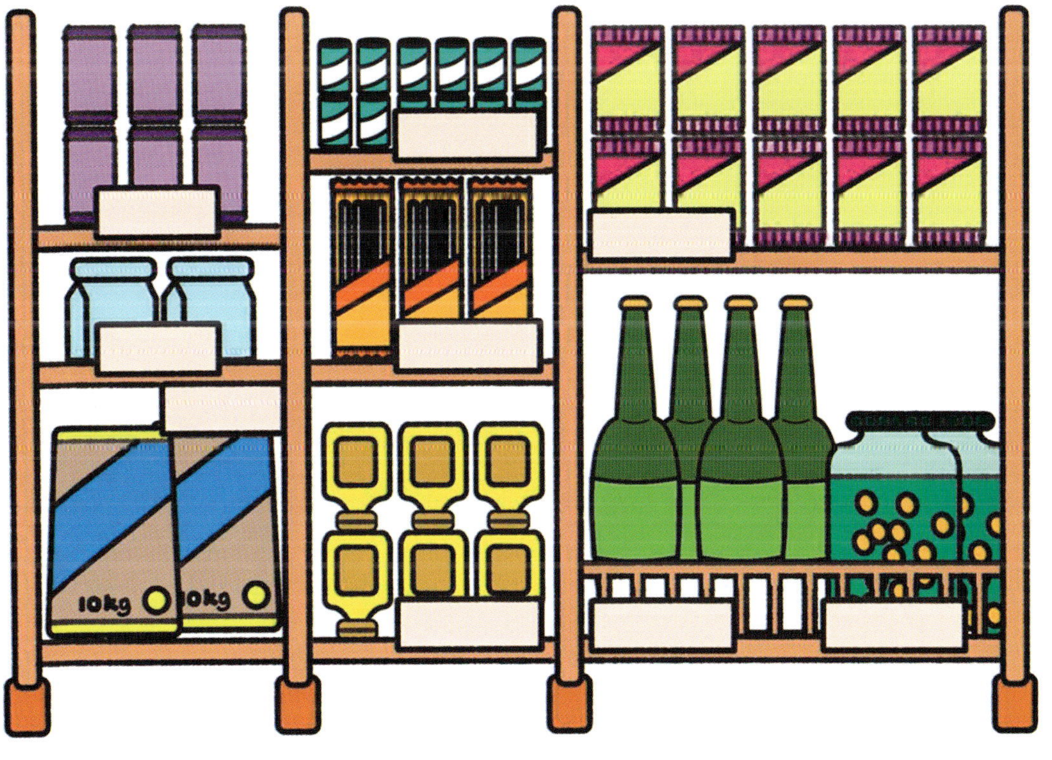

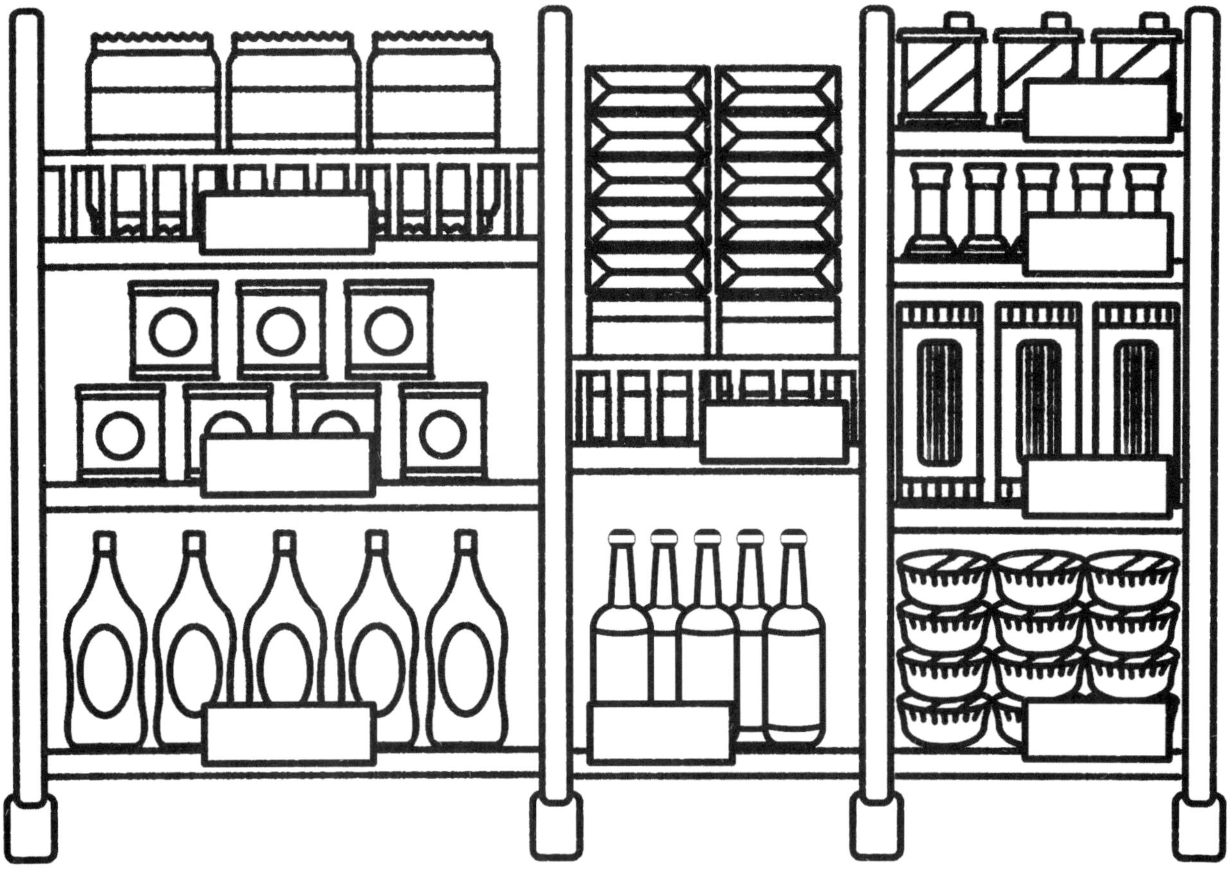

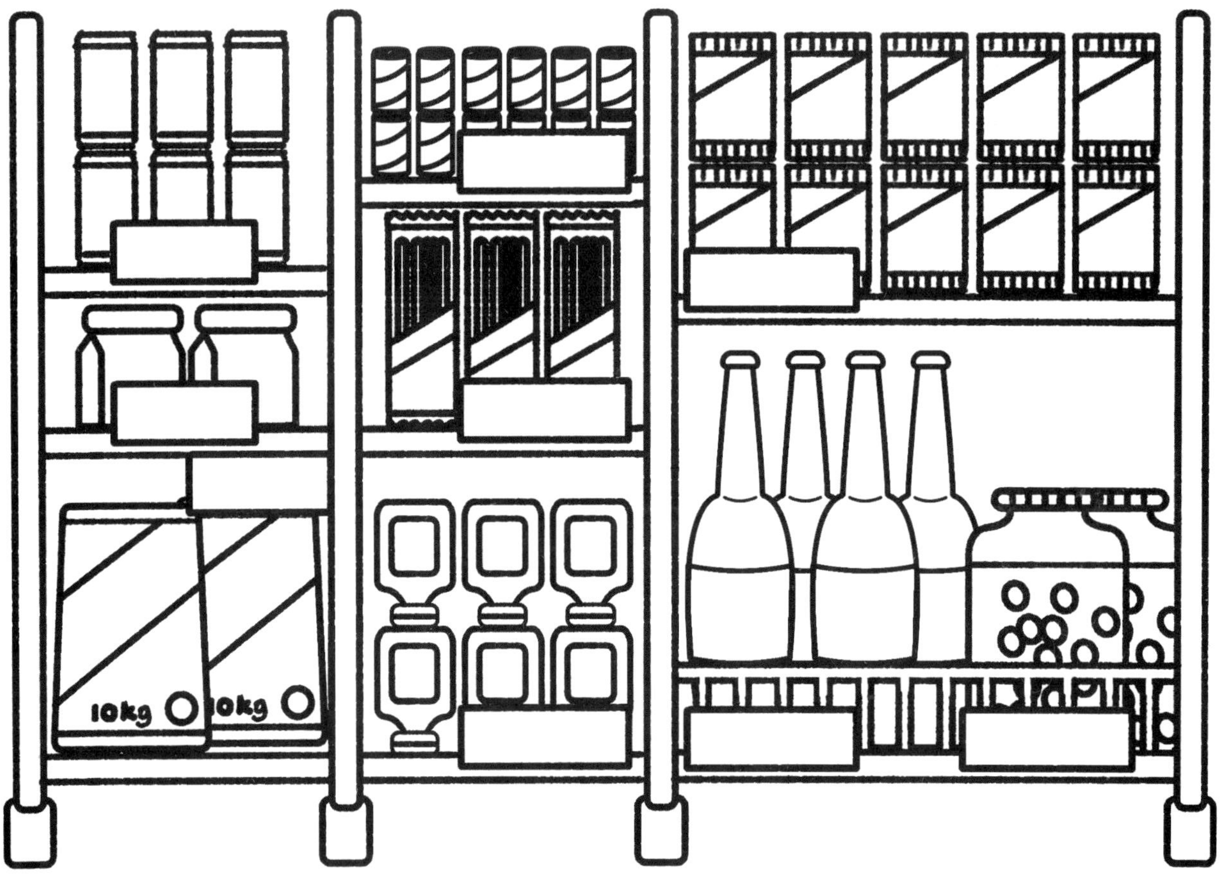
10kg
10kg

52

과일바구니

오늘 친한 친구의 집에 초대를 받았습니다. 슈퍼마켓에서 친구가 좋아하는 과일을 골라 과일 바구니를 선물했습니다. 과일바구니 속에는 어떤 과일이 들어 있나요? 좋아하는 과일은 어떤 것인가요?

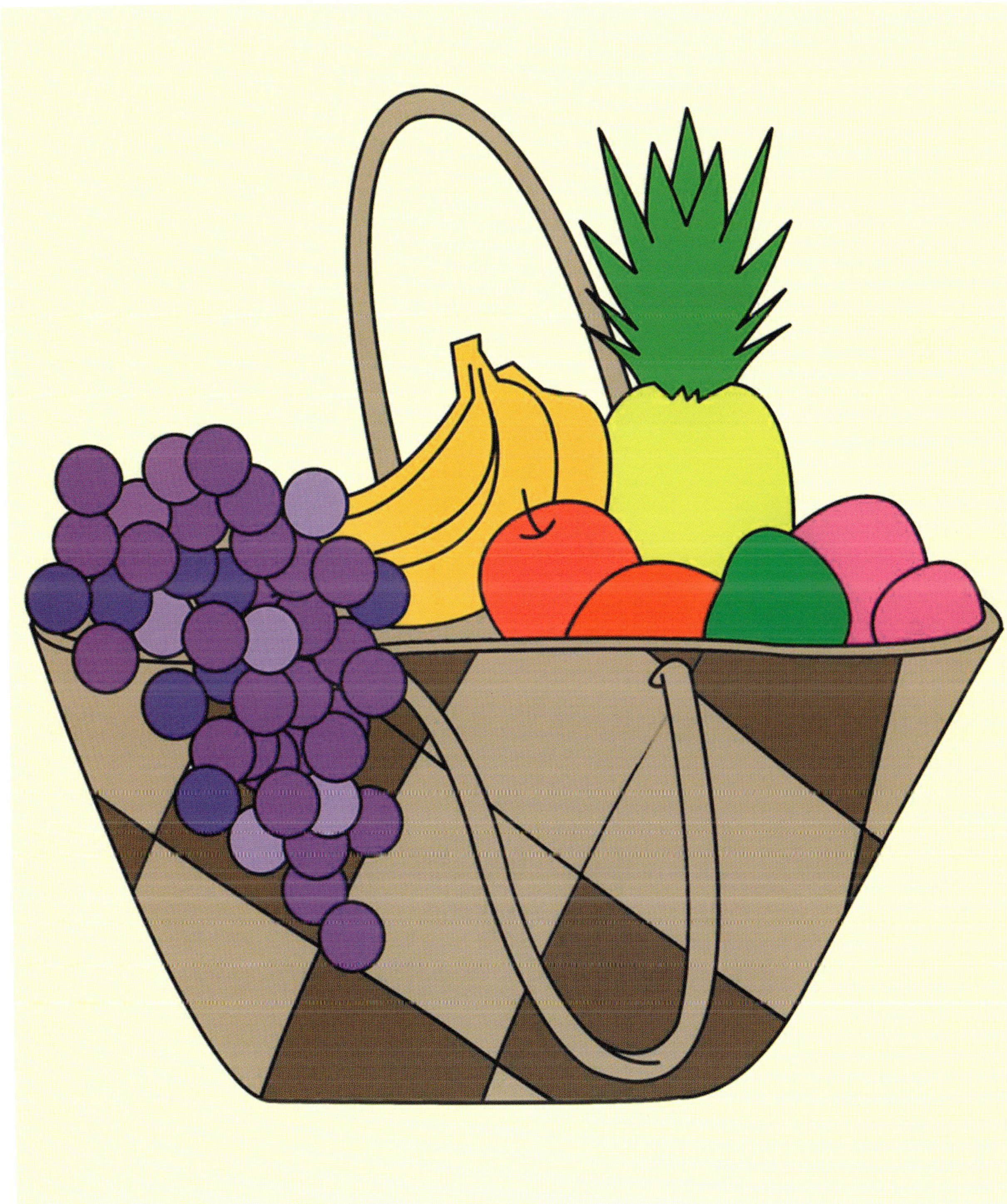

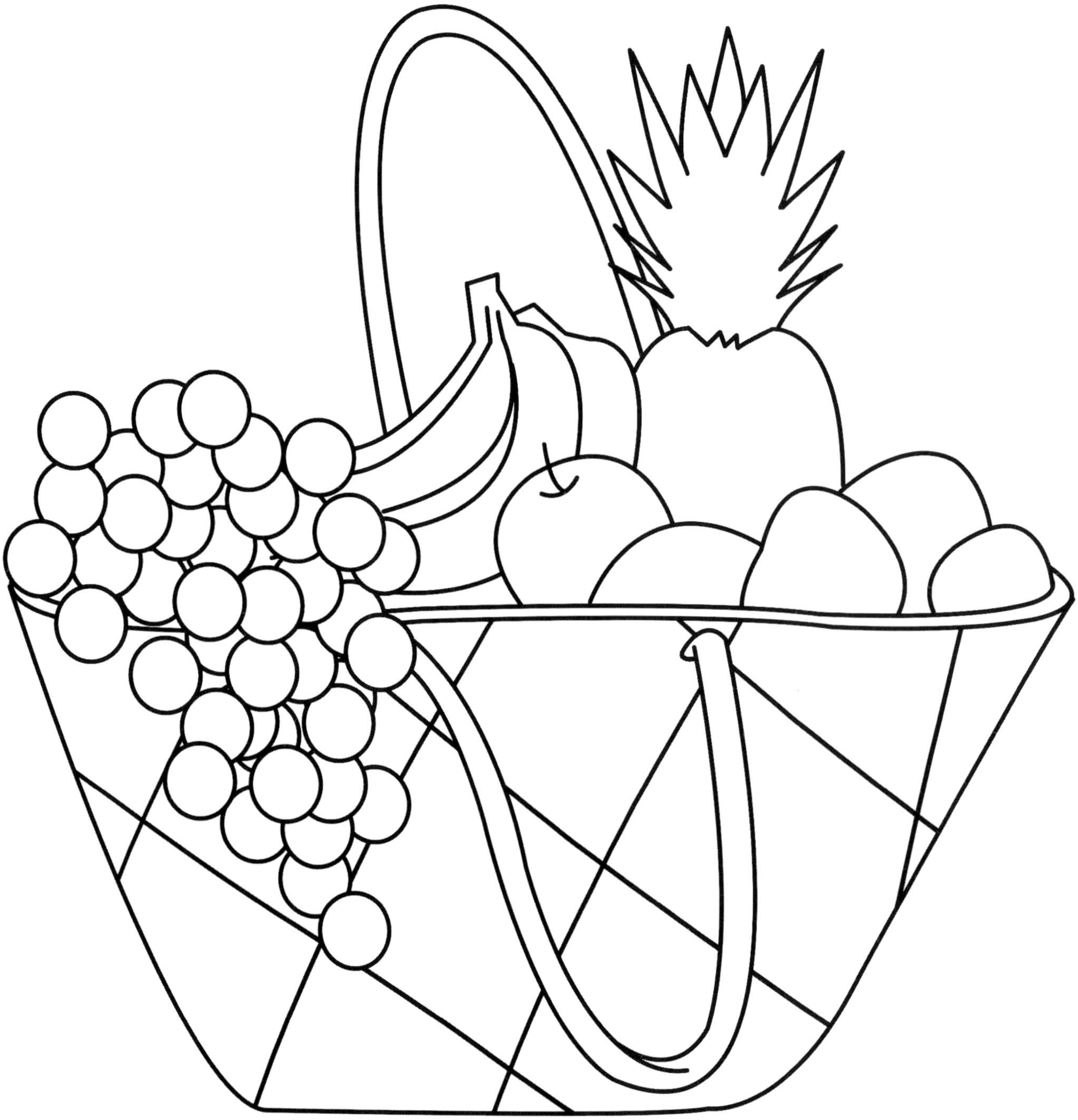

26. 다락방 탐험

53
장난감

다락방에는 장난감이 많이 있어 늘 재미있게 노는 곳입니다. 다양한 장난감들이 여기저기 흩어져 있습니다. 어제 재미있게 논 뒤 제대로 정리하지 않아 지저분합니다.

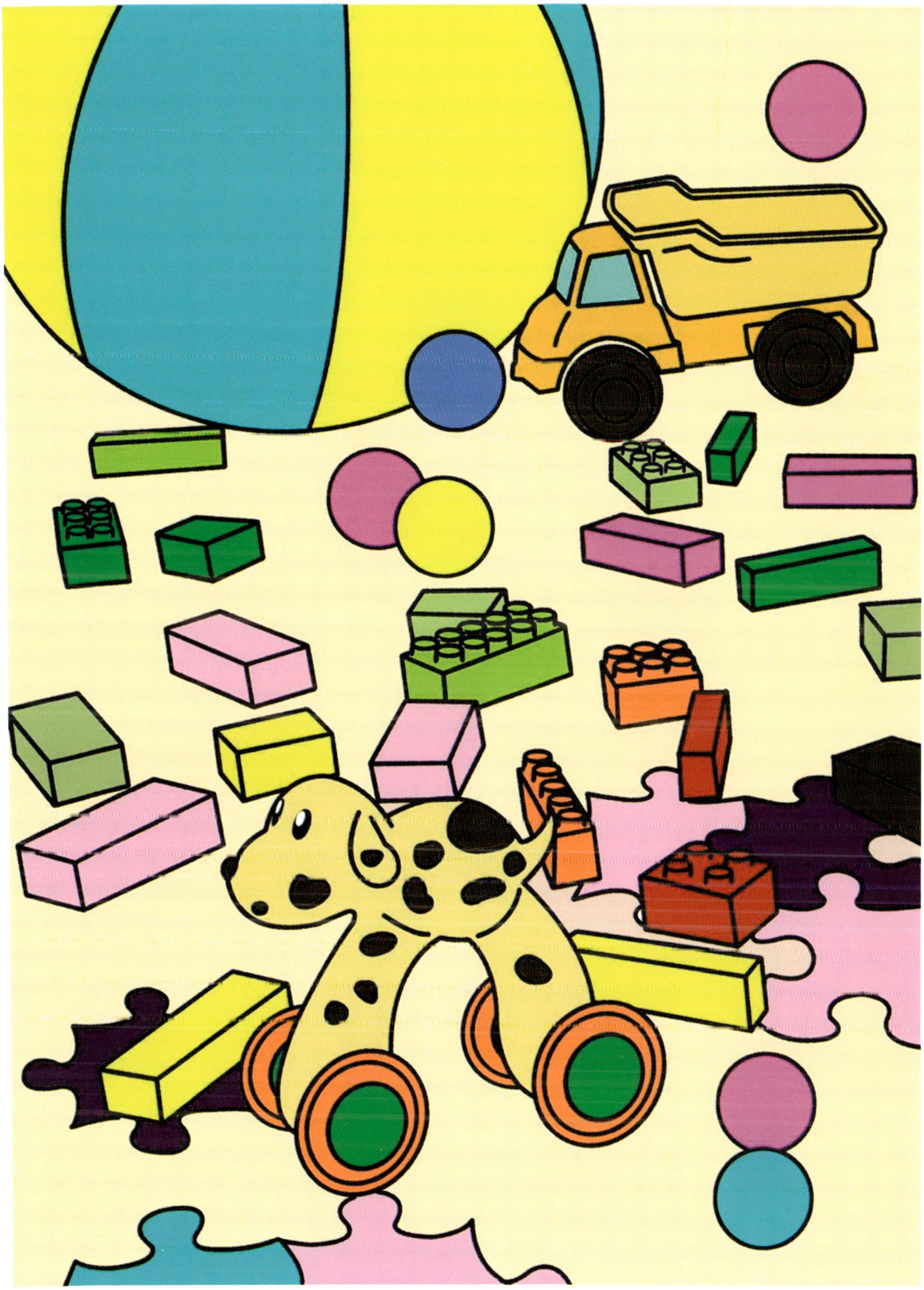

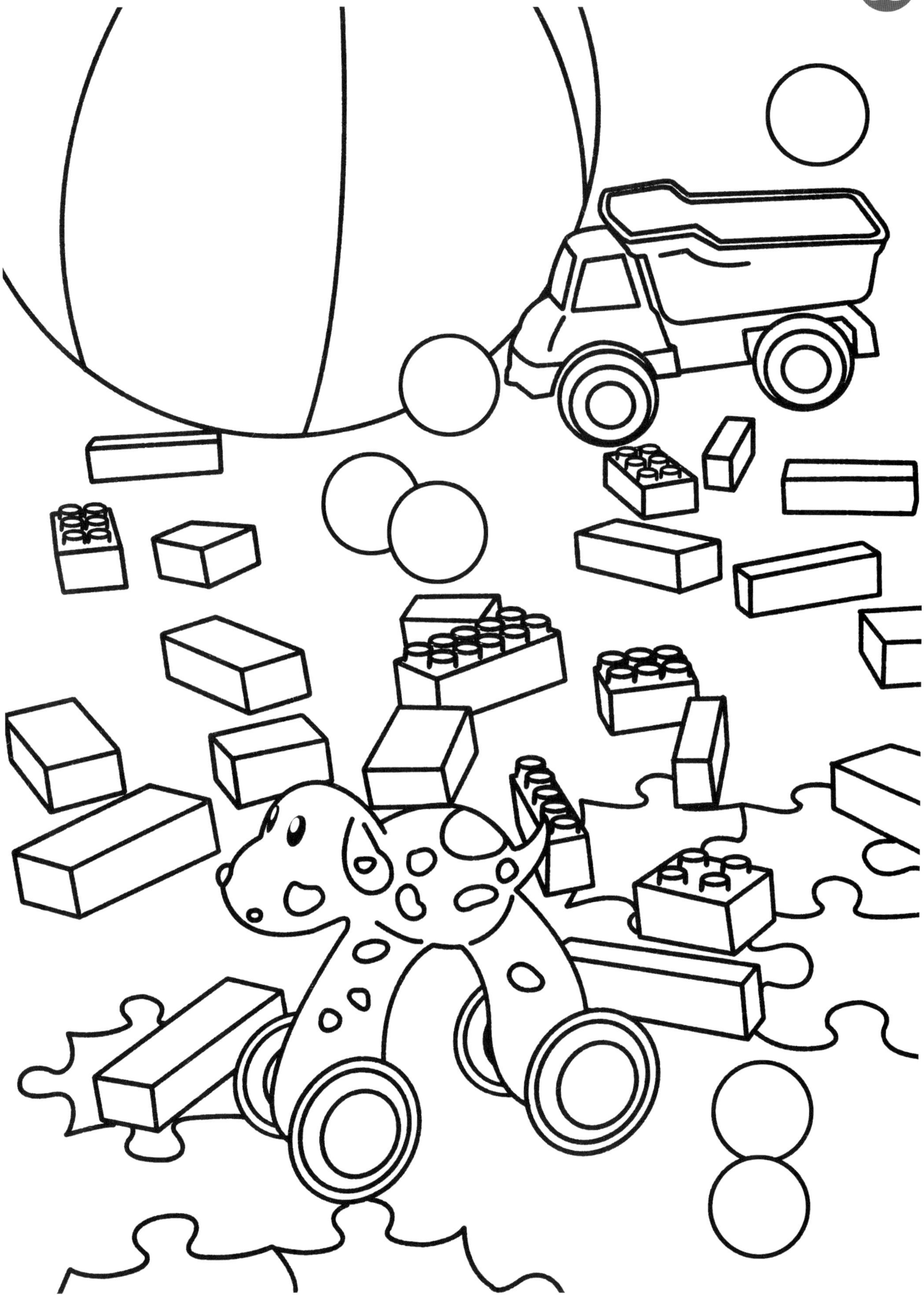

54 도형 장난감

삼각형, 사각형, 동그라미 도형으로 장난감 집을 만들고 있습니다.

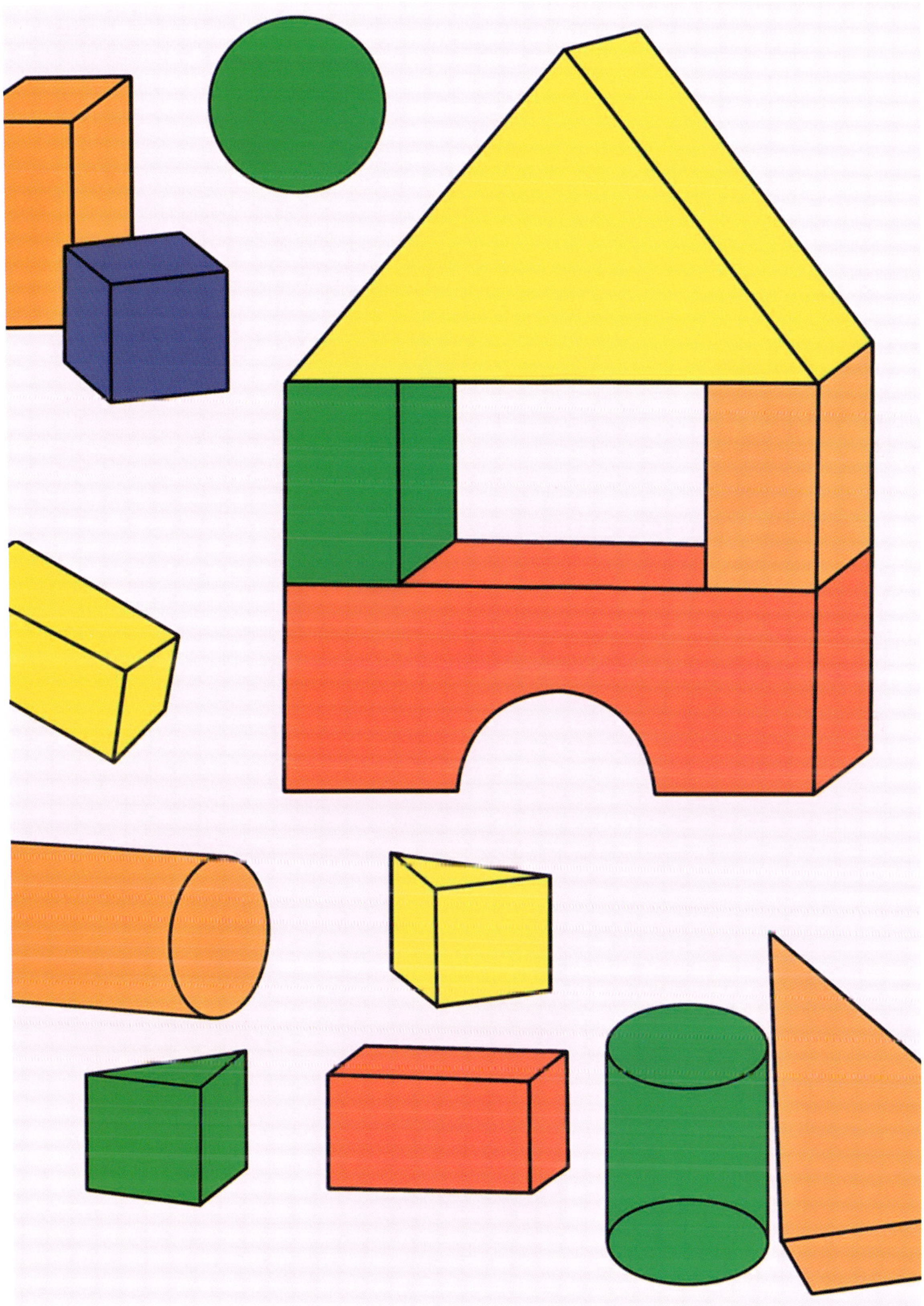

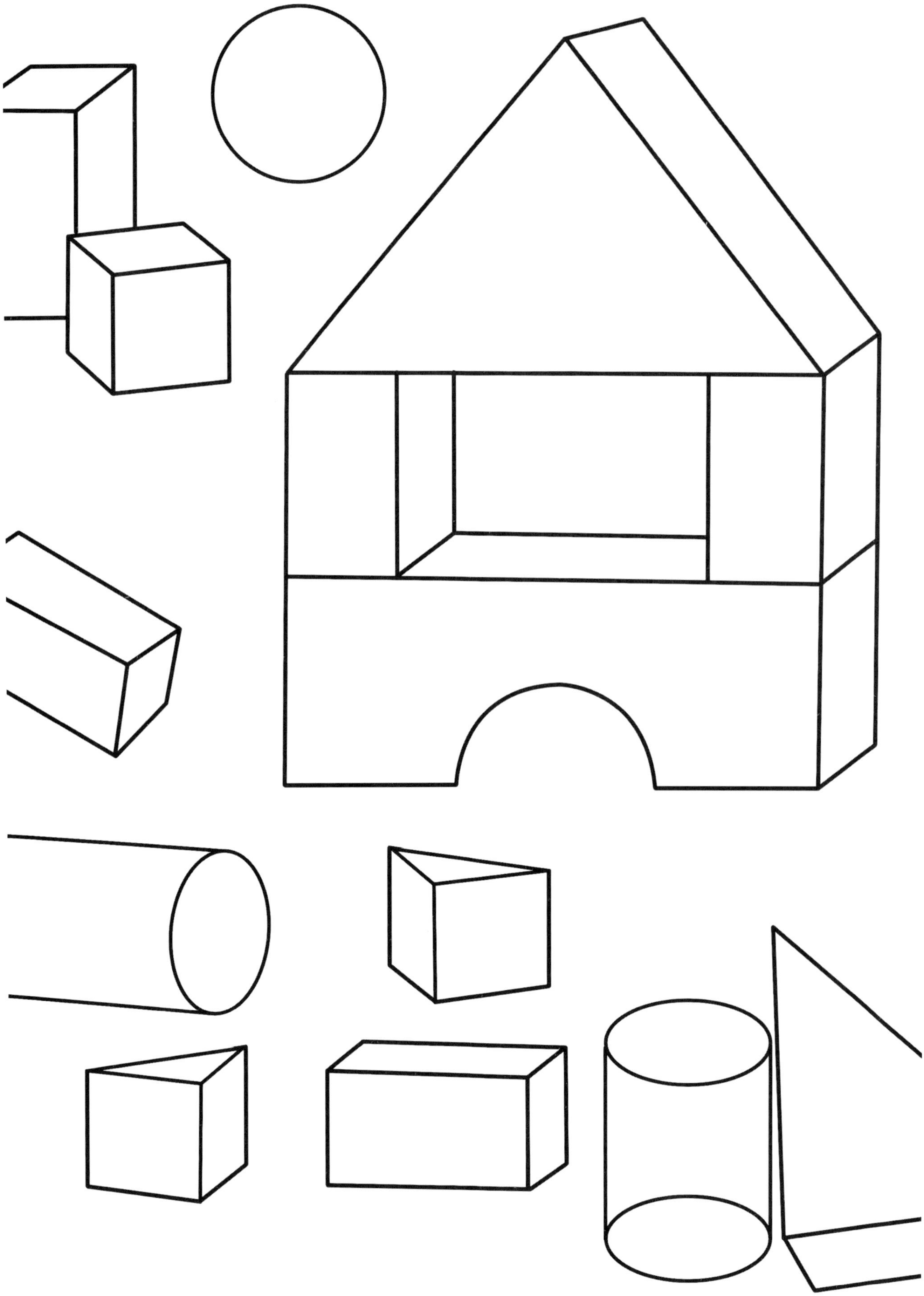

55

강아지 산책

날씨가 조금 춥지만 강아지와의 산책은 늘 즐겁습니다. 친구와 함께 강아지 산책을 합니다.

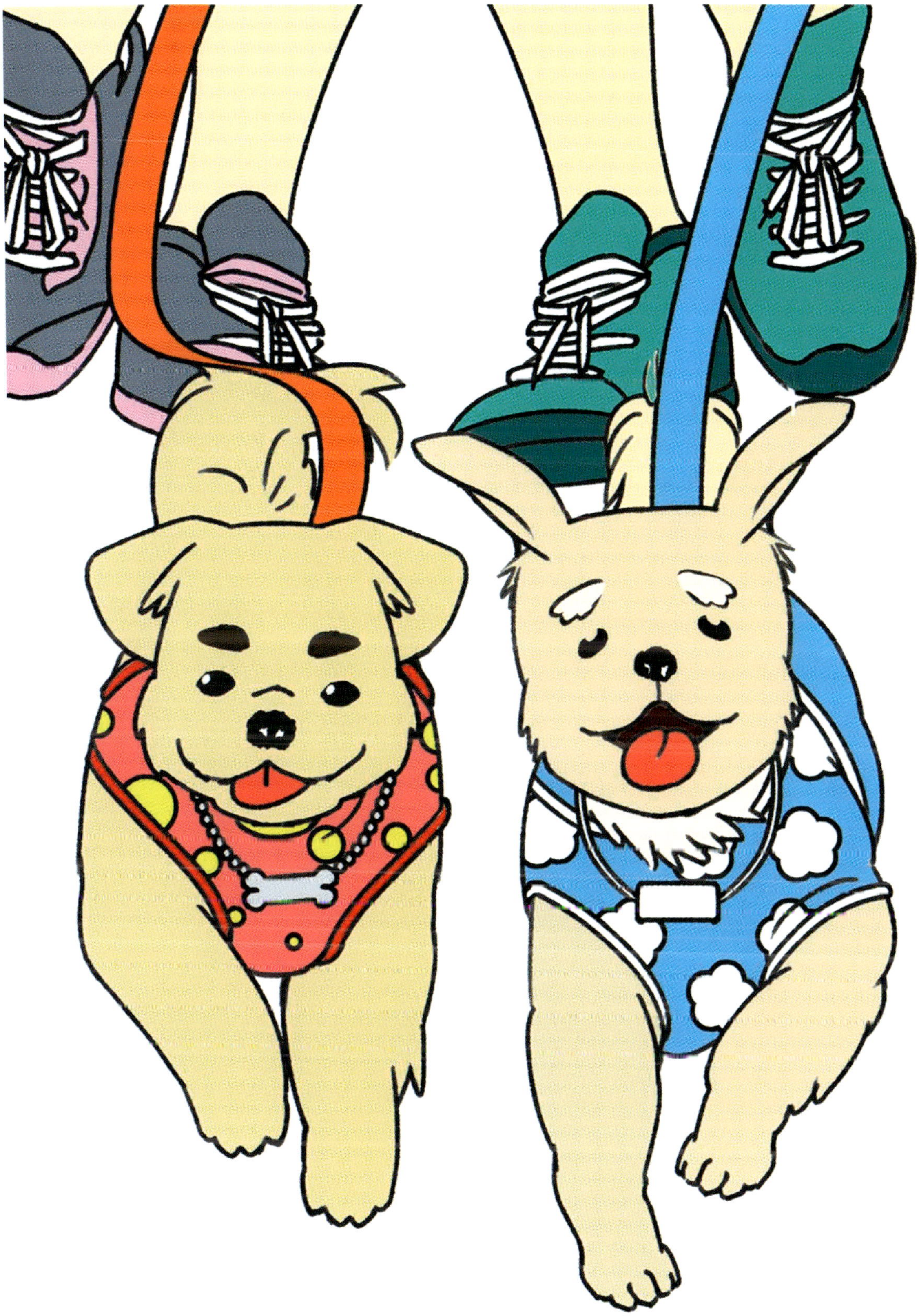

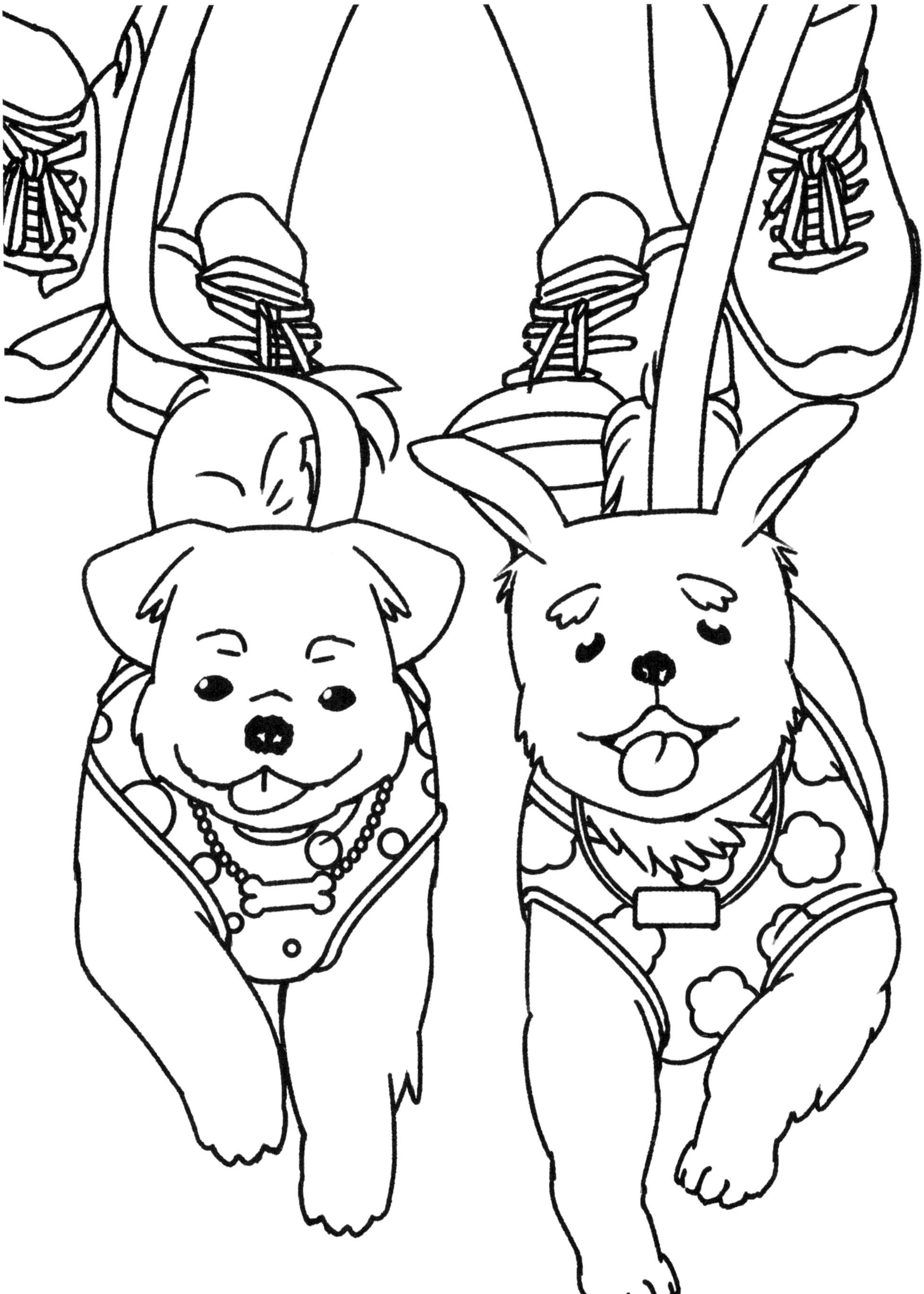

56

강아지 산책 공원

강아지와 늘 다니는 집 근처 공원에는 나무가 아주 많습니다. 벤치도 많이 있어 친구와 함께 앉아 이야기하기 좋습니다.

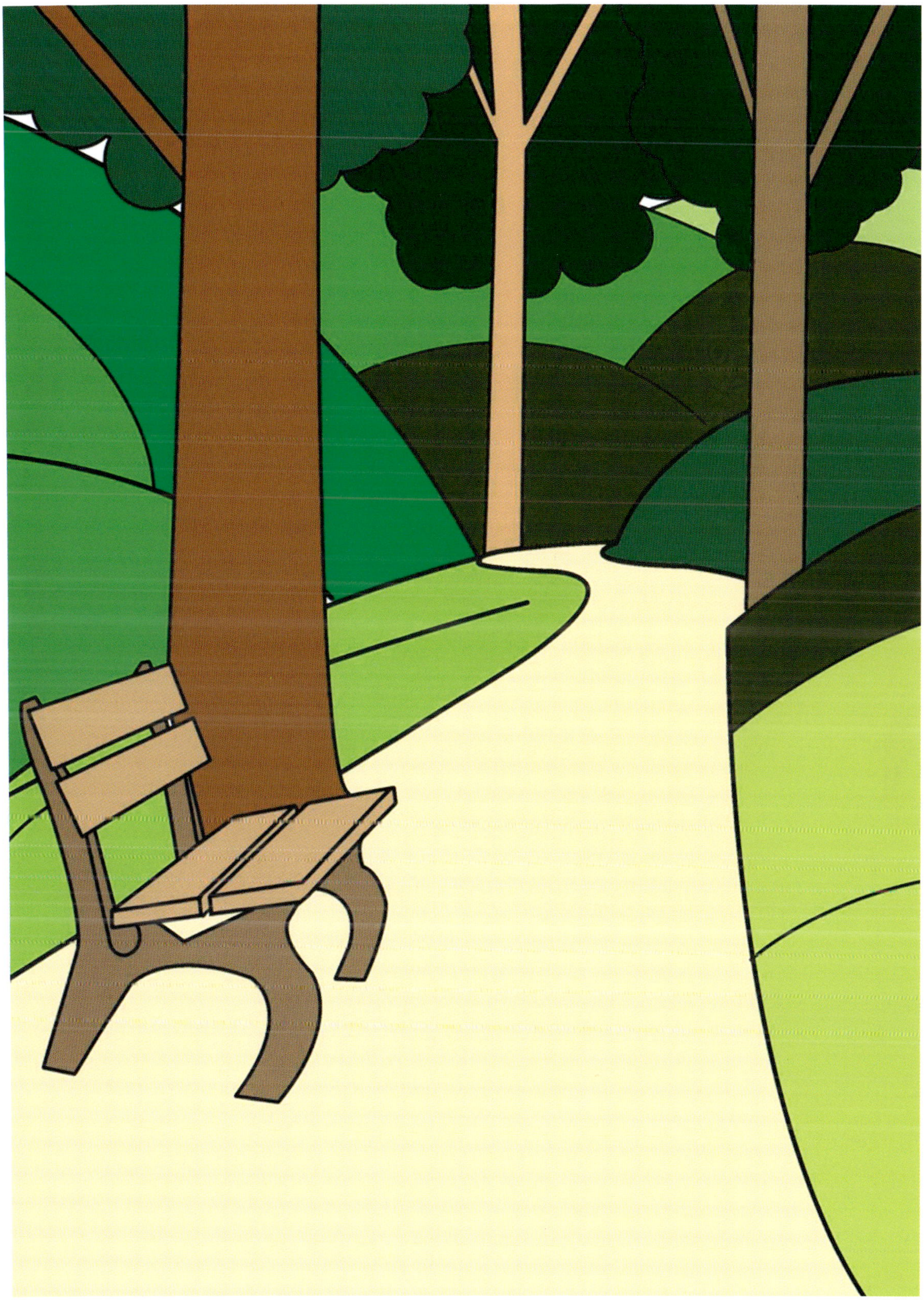

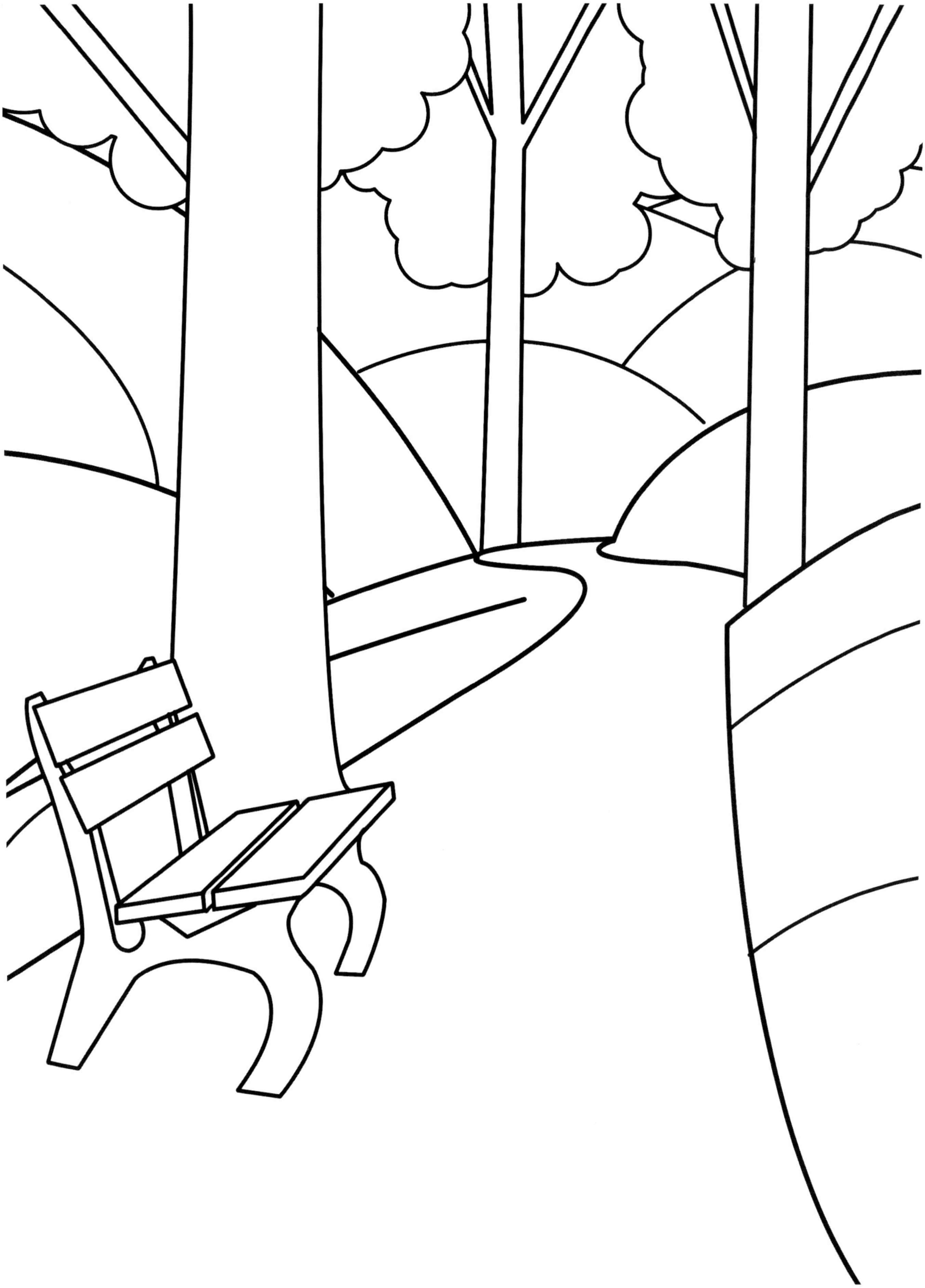

57

꿀을 모으는 일벌

꿀벌들이 꿀을 따서 집으로 돌아왔습니다. 모아온 꿀은 저장을 하고 일벌들은 다음 꽃밭을 찾아갑니다.

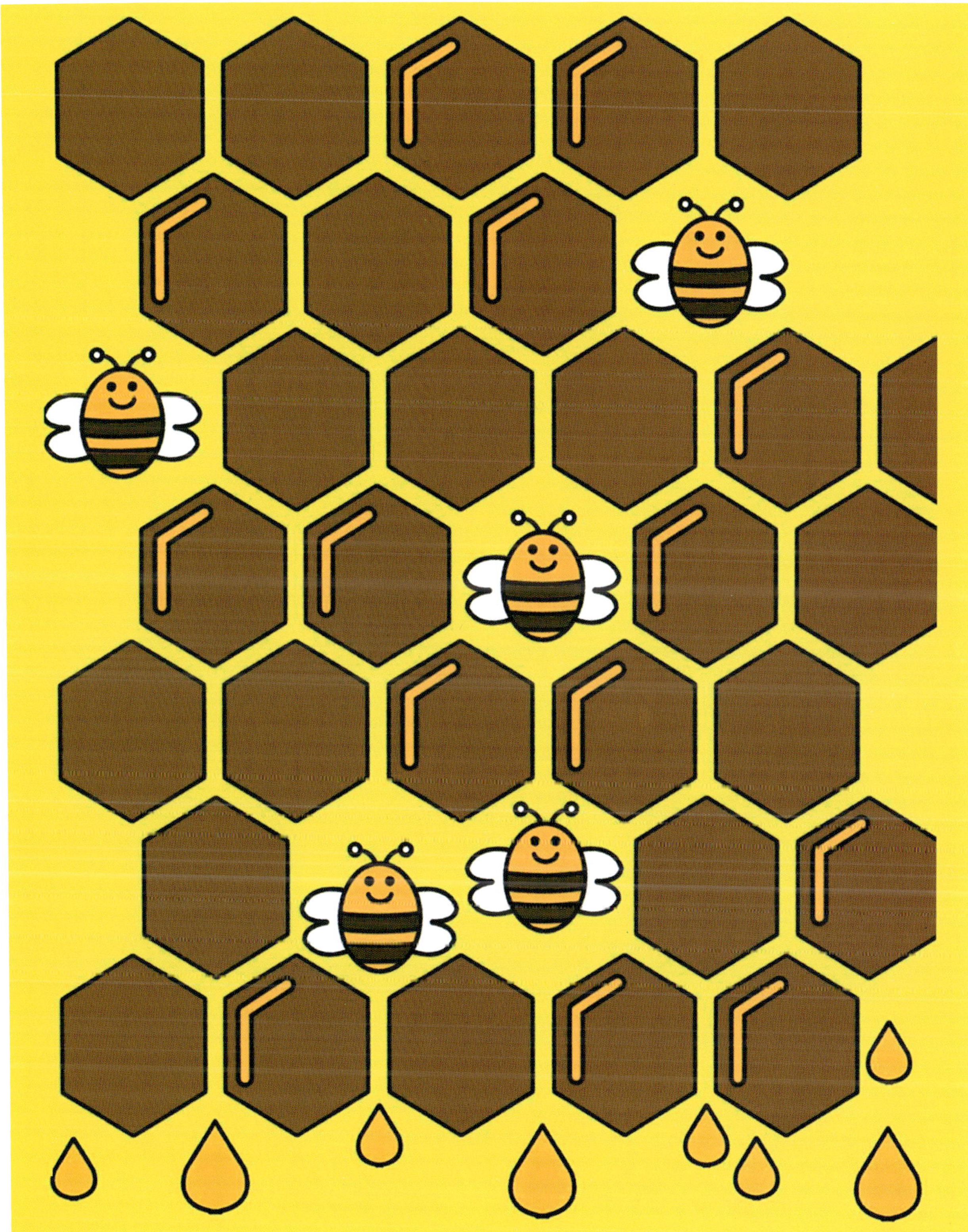

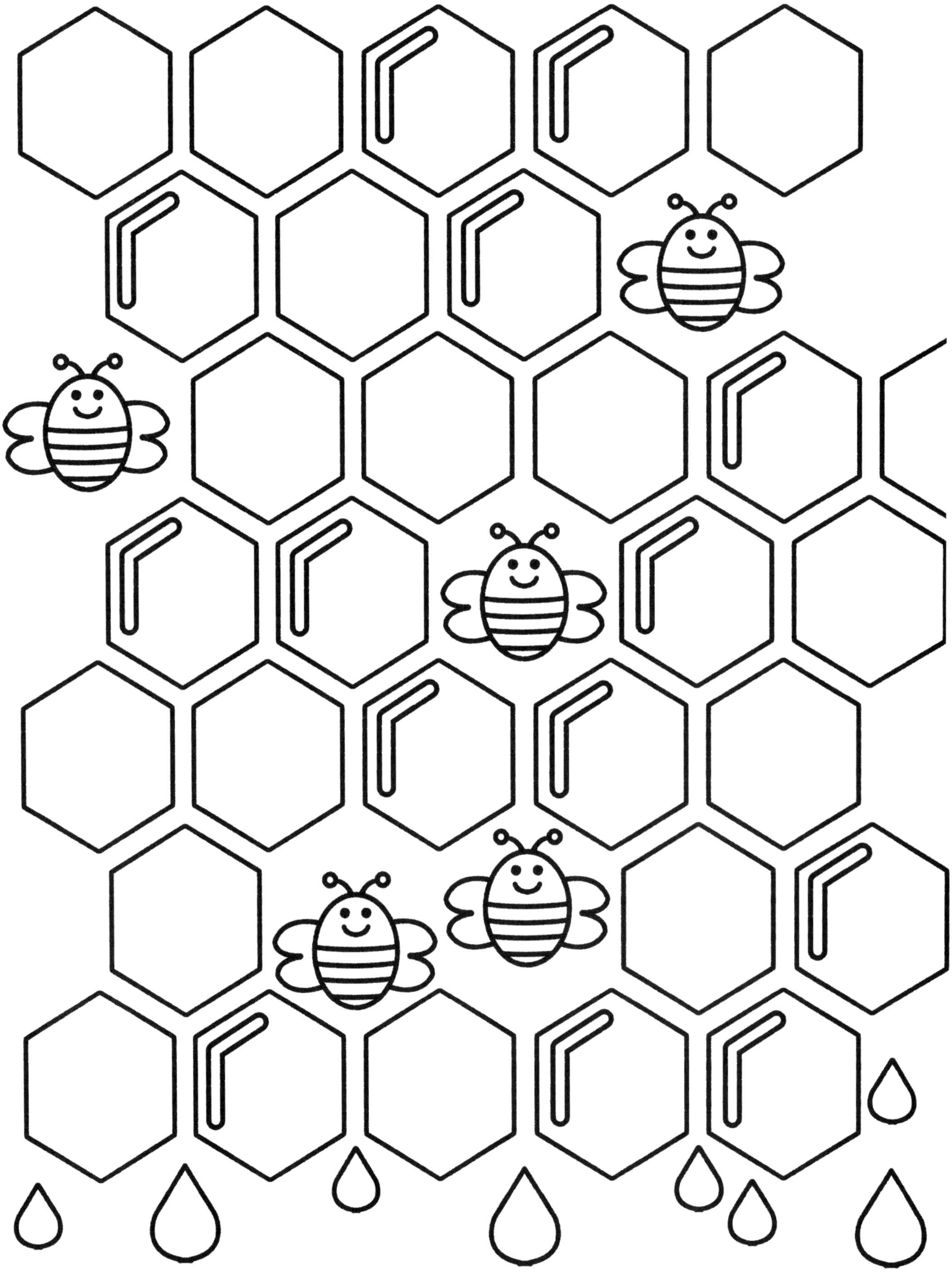

58

여왕벌의 일과

여왕벌은 일을 하지 않고 하루 종일 꿀을 먹으며 일벌을 생산합니다.

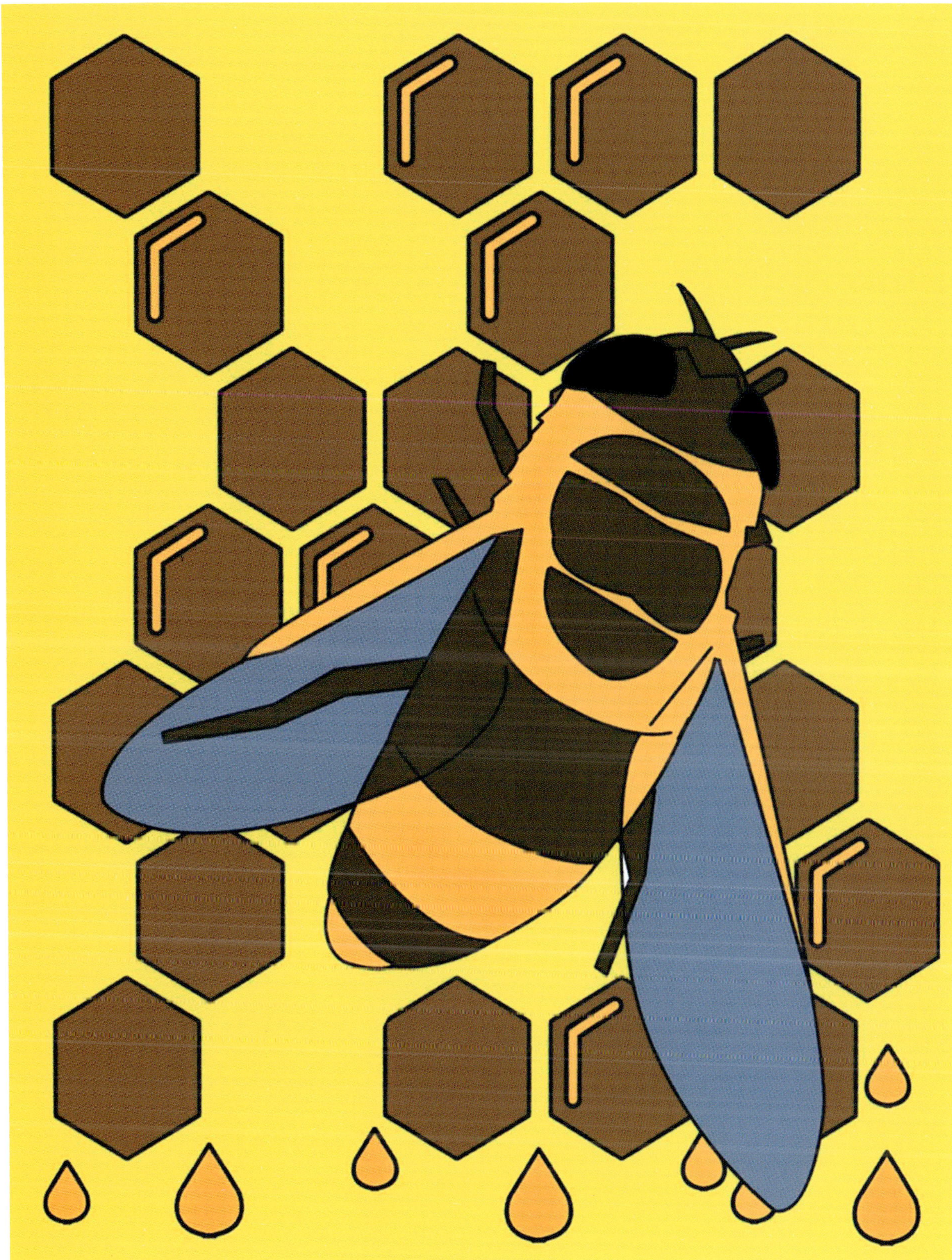

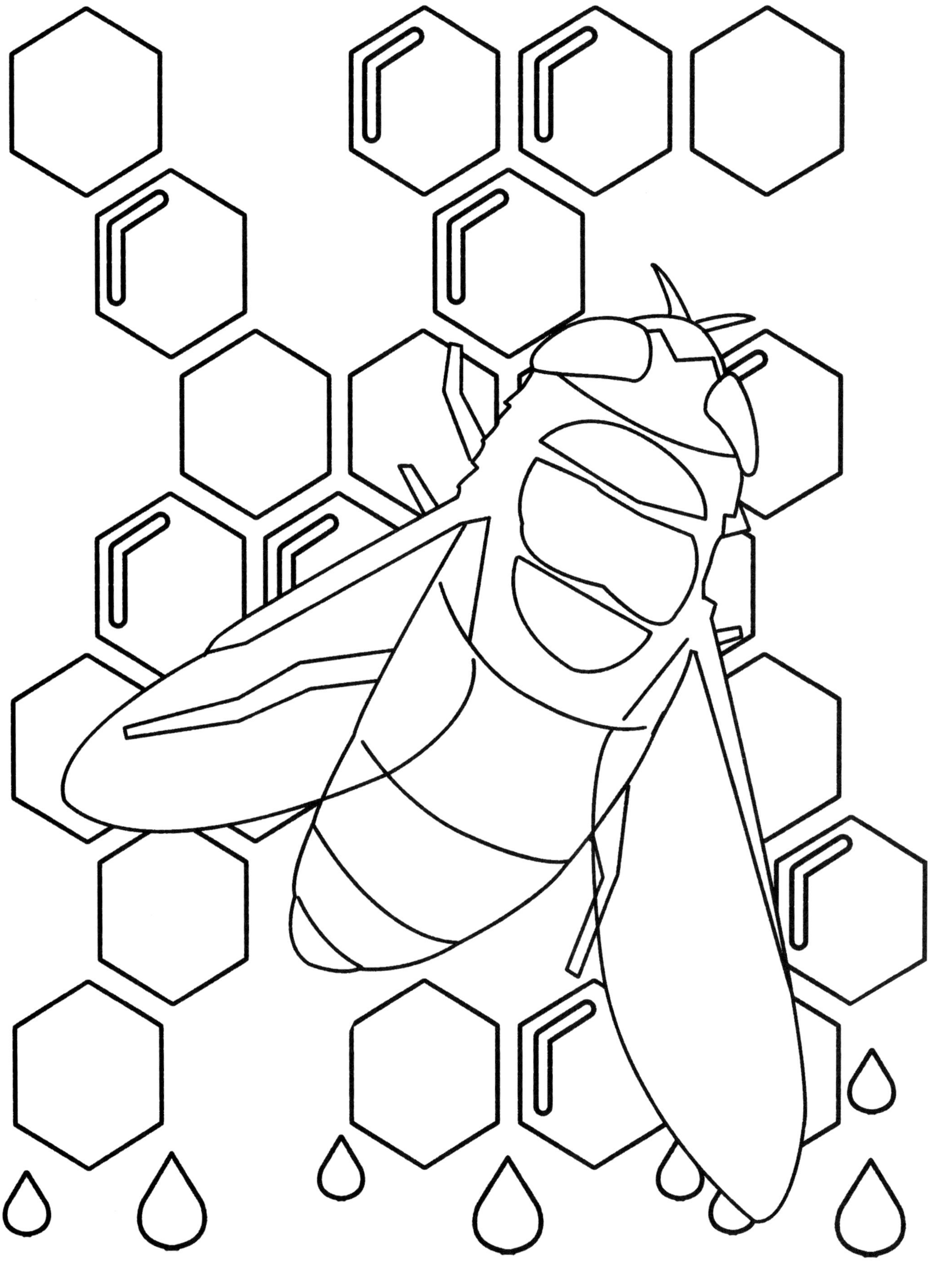

59

현상수배

동네를 어지럽힌 범인을 현상수배합니다. 바닥에 찍힌 지문과 암호를 풀어서 현상수배범을 찾고 있습니다.

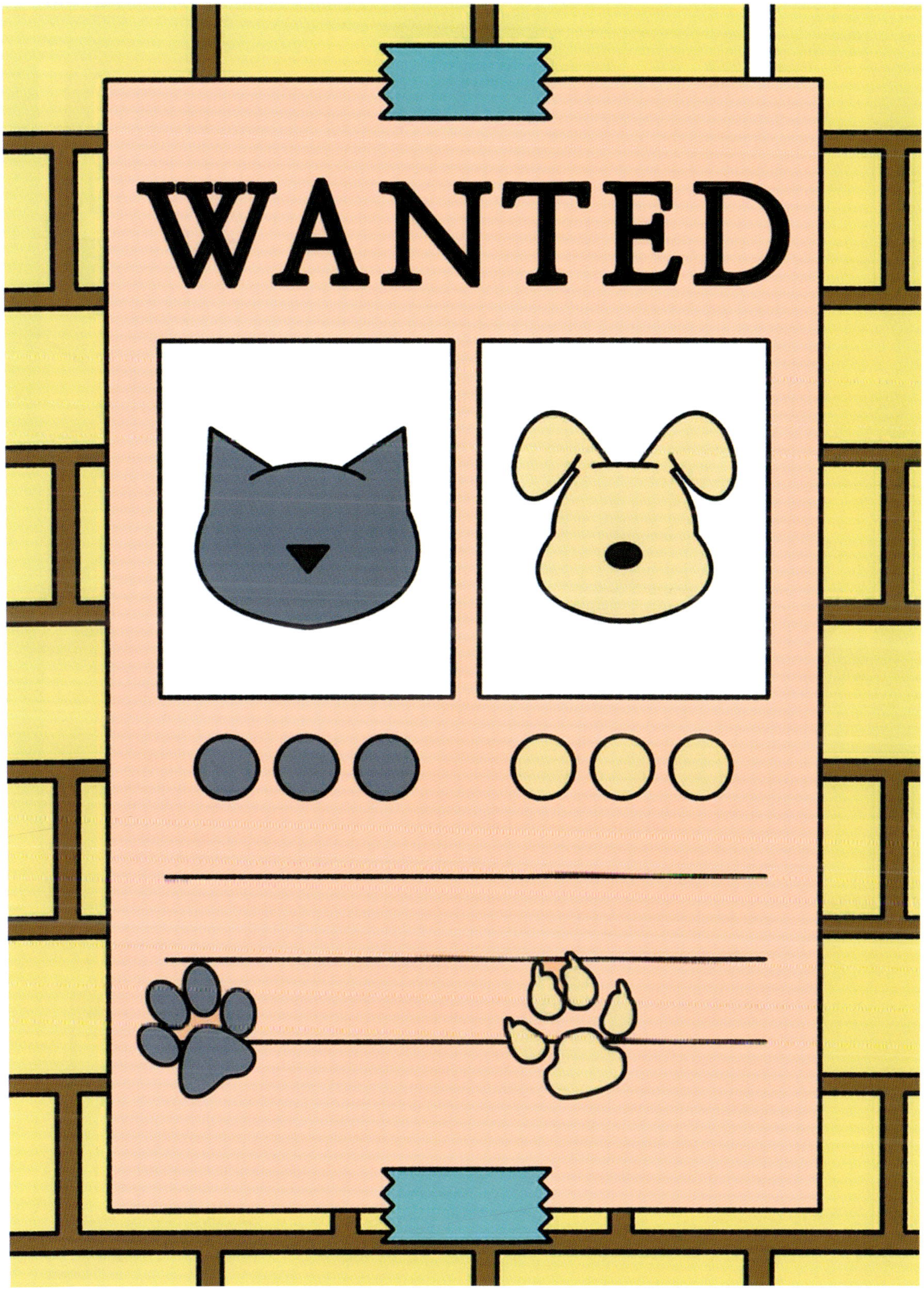

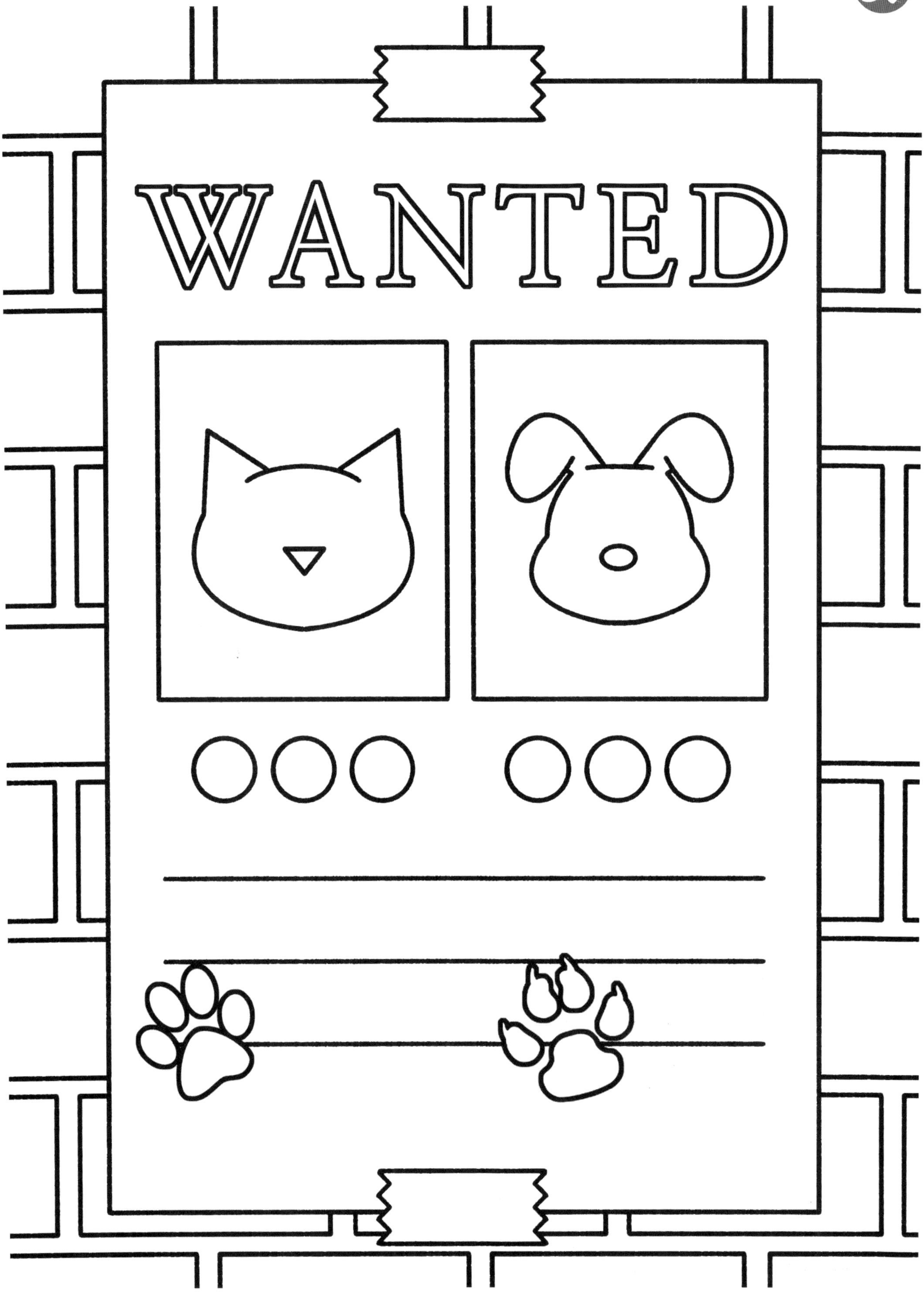
WANTED

60

범인의 발자국

잉크가 여기저기 짜여져 있고 잉크를 밟은 범인의 발자국이 바닥에 선명하게 남아 있습니다. 범인은 누구일까요?

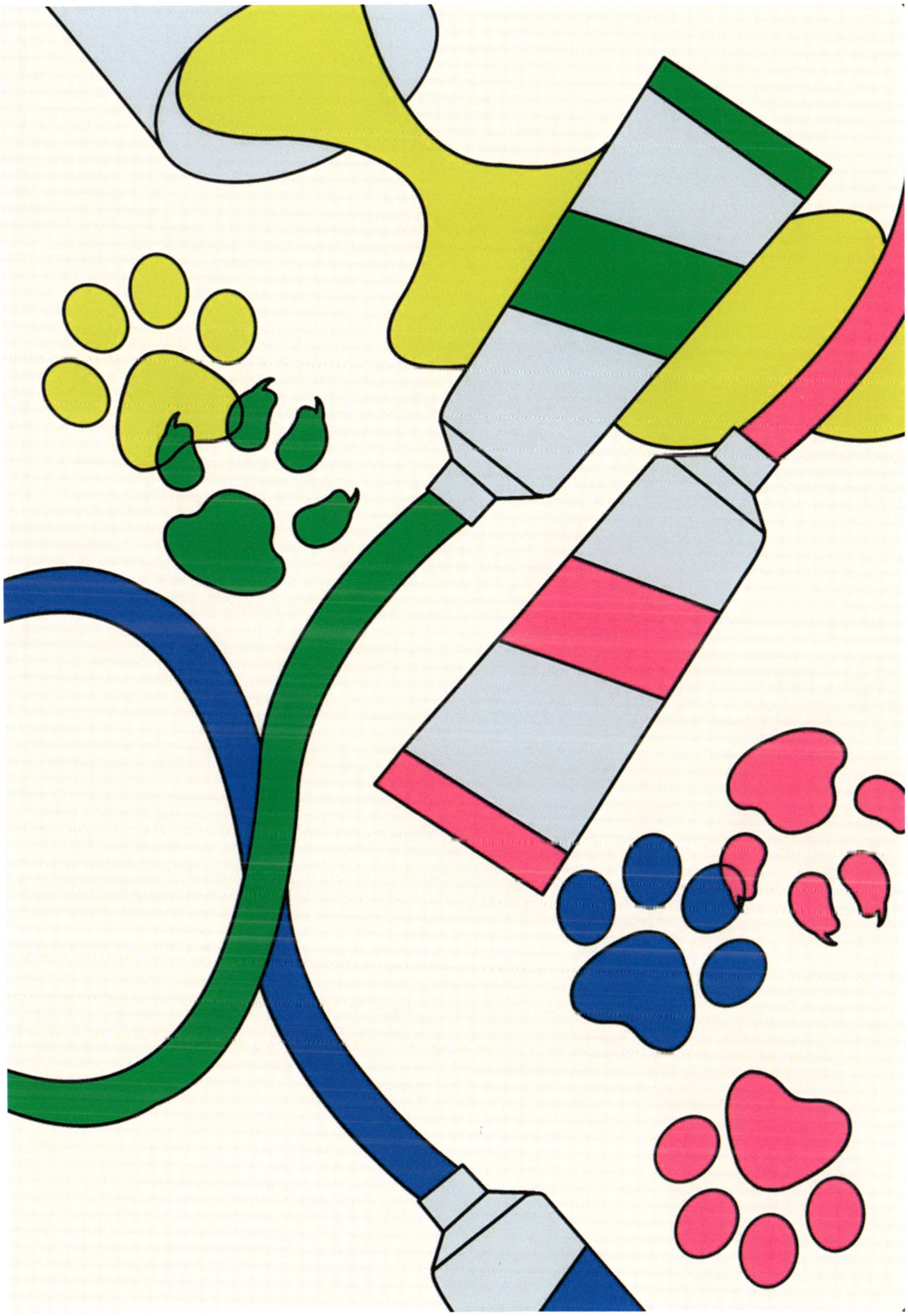

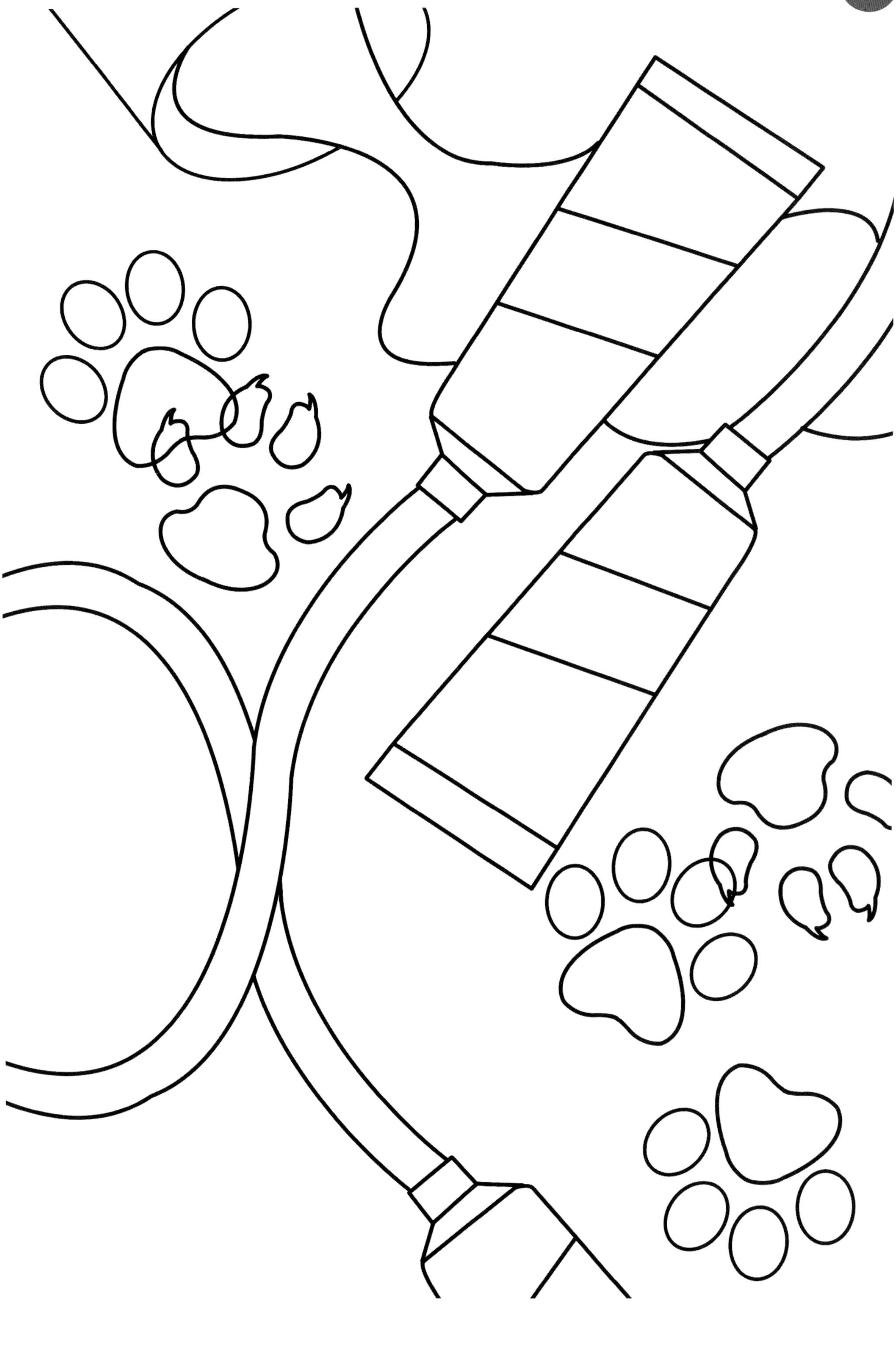

털실뭉치와 고양이

동그란 공처럼 감겨 있는 털실을 고양이가 좋아하네요. 털실이 어지럽게 풀려져 있습니다.

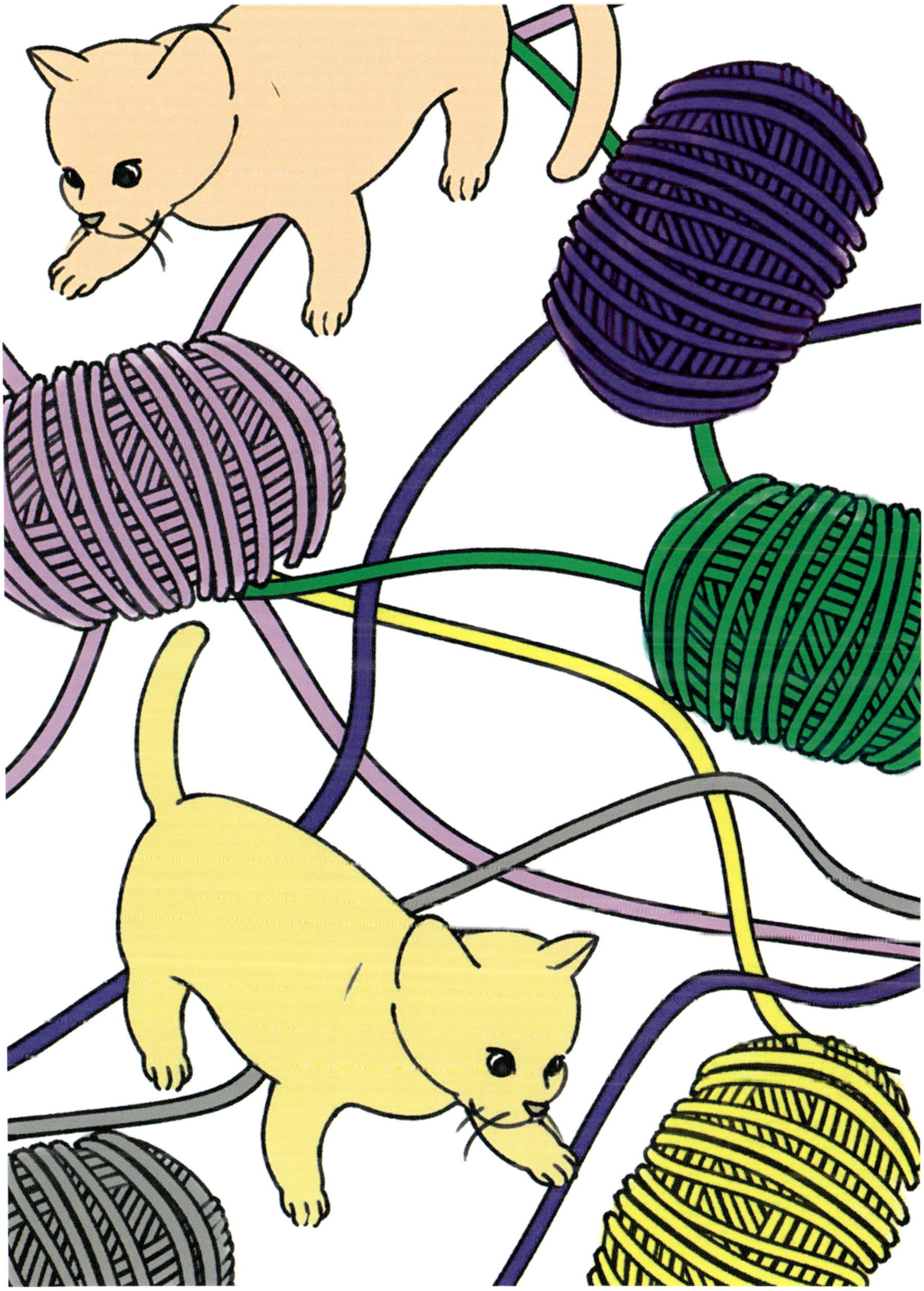

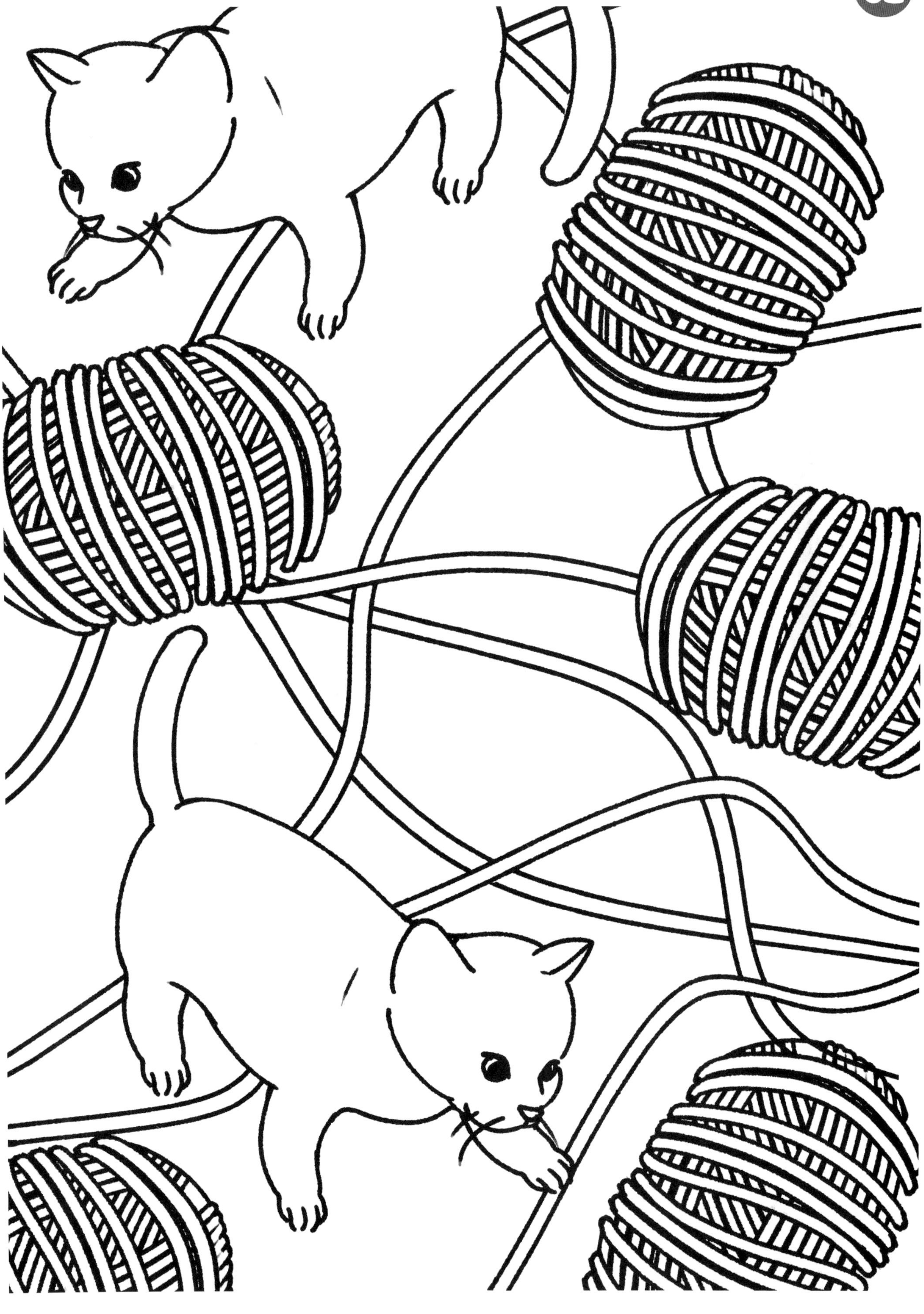

30. 고양이와 털실놀이

62
뜨개질

털실을 가지고 뜨개질을 합니다. 옷도 만들고 모자와 장갑도 만들 수 있습니다. 어머니는 털실로 장갑과 모자를 뜬 기억이 있습니까? 지금도 시장에 가면 뜨개질한 털실 옷들이 많이 있습니다.

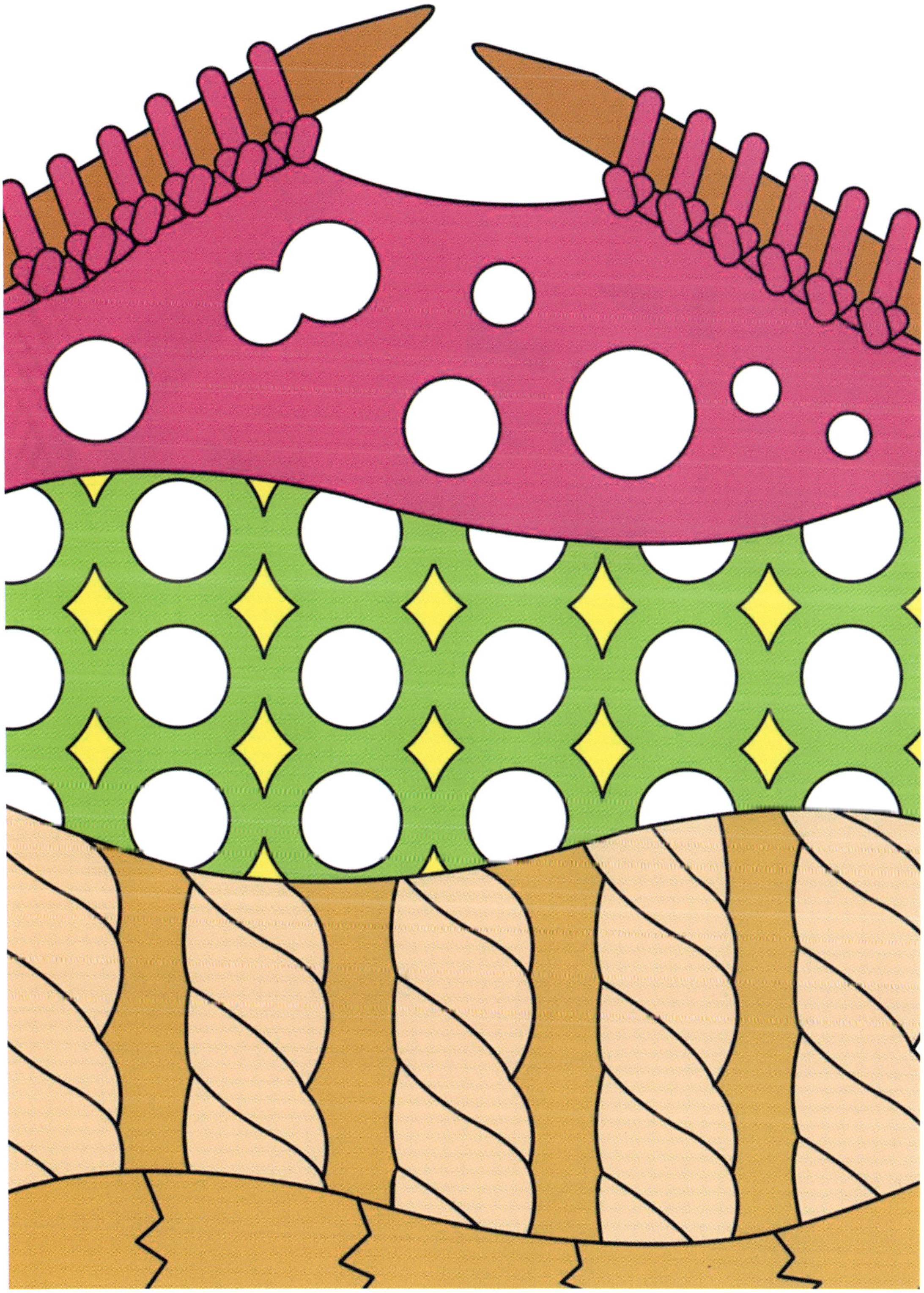

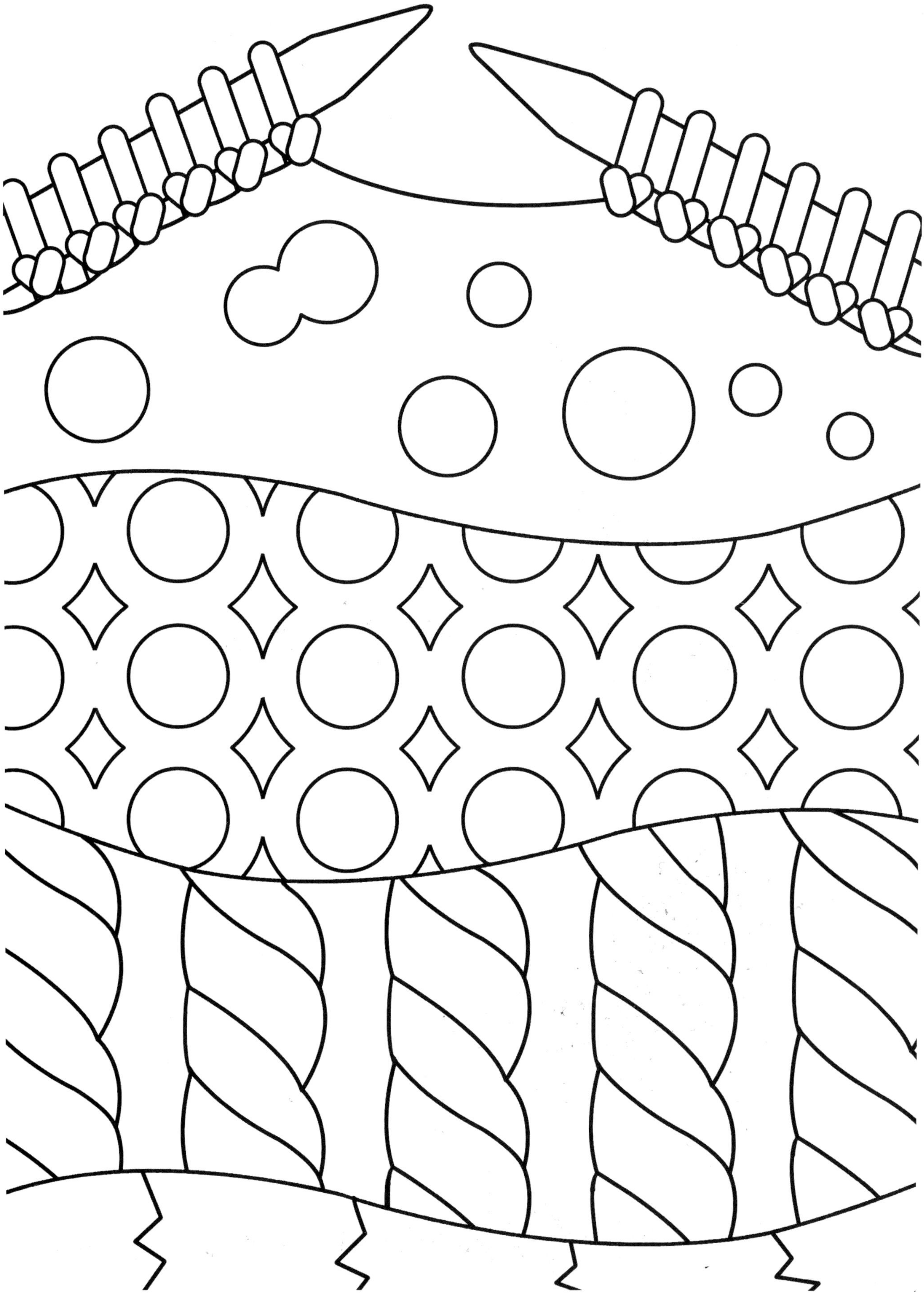